Impressum

Titel:	„...er hat überhaupt nicht gebohrt!" Eine Werkstatt zur Zahngesundheit
Autoren:	Sabine Willmeroth Brigitte Moll
Druck:	Uwe Nolte, Iserlohn
Verlag:	Verlag an der Ruhr Postfach 10 22 51 45422 Mülheim an der Ruhr Alexanderstr. 54 45472 Mülheim an der Ruhr Tel.: 02 08 – 43 95 40 Fax: 02 08 – 43 95 439 E-Mail: info@verlagruhr.de http://www.verlagruhr.de

© **Verlag an der Ruhr 2000**
ISBN 3-86072-561-0

Die Schreibweise der Texte folgt der reformierten Rechtschreibung.

Ein weiterer
Beitrag zum
Umweltschutz:

Das Papier, auf dem
dieser Titel gedruckt ist, hat
ca. **50% Altpapieranteil**,
der Rest sind **chlorfrei**
gebleichte Primärfasern.

Alle Vervielfältigungsrechte außerhalb der durch die Gesetzgebung eng gesteckten Grenzen (z.B. für das Fotokopieren) liegen beim Verlag.

"...er hat überhaupt nicht gebohrt!"

EINE WERKSTATT ZUR ZAHNGESUNDHEIT

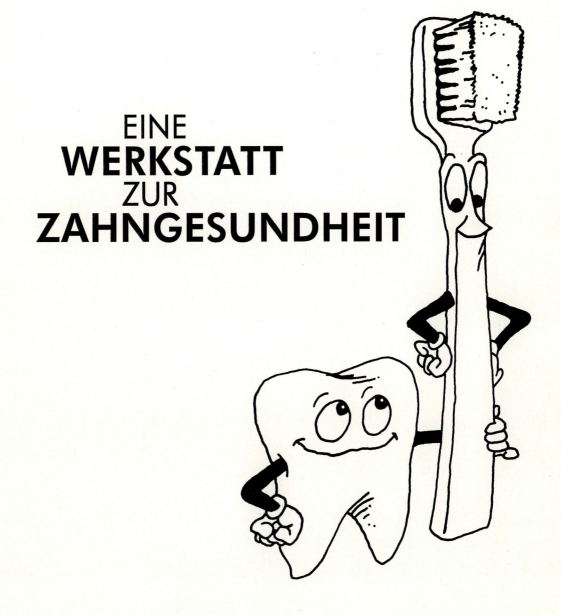

Verlag an der Ruhr

Inhaltsverzeichnis

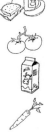

Vorwort 4-7
Werkstatt-Geschichte 8
Arbeits-Pass 9

1. Kapitel: Das Gebiss

1. Meine Zähne 10
2. Unsere Zähne sind verschieden 11
3. Milchgebiss / Erwachsenengebiss 12
4. Woraus bestehen unsere Zähne? ... 13/14
5. Wieso wackeln Milchzähne? 15
6. Wackelzahnlied 16
7. Bastelanleitung „Filzzahn" 17
8. Meine Wackelzahngeschichte 18/19
9. Zahnformel – Milchgebiss 20/21
10. Zahnformeln von Tieren 22

2. Kapitel: Aufgaben der Zähne

1. Gut gekaut ist halb verdaut! 23
2. Die Zähne helfen beim Sprechen 24
3. Die Zähne gehören zur Mimik 25
4. Tierzähne 26
5. So entwickeln sich deine Zähne 27/28
6. Übersicht über die Zahnentwicklung 29
7. Zahn-Redewendungen 30
8. Zahnwörter 31
9. Zahnwörtersammlung 32
10. Zahn-Collage 33

3. Kapitel: Nahrung und Zähne

1. Zahngesunde Ernährung 34
2. Was heißt zahngesund? 35-37
3. Ausgewogene Ernährung tut gut 38
4. Gesund essen ist wichtig 39
5. So entsteht Karies 40/41
6. Kauversuche 42/43

7. Mit Lernwörtern arbeiten:
   Wortarten 44-46
   Abschreiben 47
   Lückentext 48/49
   Übungstexte 50
   Spalten 51/52
   Partnerdiktat 51
   Schleichdiktat 53
   Dosendiktat 53

4. Kapitel: Zahnpflege

1. Zahnpflege 54
2. Säureschutztest 55
3. KAI – Zahnputztechnik 56
4. Gesunde Zähne 57
5. Eine Zahnspangen-Geschichte 58/59
6. Zahnspangen 60
7. Sachrechnen Zahnpflege 61
8. Zähne putzen – Legeaufgabe 62

5. Kapitel: Beim Zahnarzt

1. Geräte zur Vorsorge 63
2. Geräte zur Zahnbehandlung 64
3. Lisa geht zur Zahnärztin 65
4. Eine Bildergeschichte 66
5. Zahn-Klappkarte 66/67
6. Zahnschmerzen 68
7. Sprechstundenzeiten 69
8. Zahn-Wörter-Rätsel 70/71
9. Im Mittelalter 72

Anhang: Zahnmandalas 73/74

Literaturhinweise 75

Vorwort

„Er hat überhaupt nicht gebohrt" – das ist ein Satz, der viel über die Zahngesundheit des jeweiligen Patienten aussagt. Wäre es nicht schön, wenn wir alle, besonders die Kinder mit dieser Aussage vom Zahnarztbesuch kämen.
Diese Aussage kann Wirklichkeit sein, wenn Kinder früh genug lernen, ihre Zähne zu kennen, richtig zu pflegen und zahngesund zu essen.
Das können bereits die Allerkleinsten im ersten Schuljahr.
Lassen Sie sich und Ihre Kinder von den Schulkindern Lisa und Tom durch die Zahn-Werkstatt führen und begleiten.

In fünf Bereichen begegnen sie folgenden Themen zur Zahngesundheit:

1. Kapitel:
Das Gebiss

2. Kapitel:
Aufgaben der Zähne

3. Kapitel:
Nahrung und Zähne

4. Kapitel:
Zahnpflege

5. Kapitel:
Beim Zahnarzt

In jedem dieser Bereiche finden sich fächerübergreifende
- Angebote, die Sachkenntnisse vermitteln, ausbauen und vertiefen;
- Angebote, die zum Beobachten, Experimentieren und Handeln anregen;
- Angebote, die zum Selberschreiben auffordern;
- Angebote, die den Sachbereich mathematisch aufgreifen.

Dem gesamten Materialangebot zu Grunde gelegt ist der Gedanke offenen Unterrichts.
Eine Lernwerkstatt wäre dabei aus unserer Sicht die zu bevorzugende Realisationsform.

Damit sich die Kinder, wie beim Werkstattunterricht gefordert, auch wirklich **selbstständig** und **eigenverantwortlich** mit dem Material auseinander setzen können, finden sie zu ihrer Orientierung auf allen Arbeitsblättern das **Logo** des zugehörigen Bereichs sowie Nummer und Titel des Angebots. Einen Gesamtüberblick über alle Angebote erhalten die Kinder durch den **Arbeits-Pass**, der jedem Schüler zu Beginn der Werkstatt ausgehändigt wird. Auf ihm sind alle Angebote durchnummeriert und nach Bereichen sortiert verzeichnet. Sowohl Ihnen als auch den Kindern bietet der Pass die ständige Möglichkeit, sich einen Überblick über den Stand der geleisteten Arbeit zu verschaffen. Ist ein Angebot fertig bearbeitet, wird dies vom Schüler auf dem Pass vermerkt und von einem Mitschüler abgezeichnet. Damit die Kinder auch für die Rolle des Kontrolleurs kompetent sind, sucht sich jeder Schüler zu Beginn der Werkstatt ein Angebot aus, für das er „**Experte**" sein möchte. Die Aufgabe eines Experten ist es, „sein Angebot" zu beherrschen, um den anderen mit Rat und Tat zur Seite zu stehen. Für die Einweisung der Experten in die einzelnen Angebote ist selbstverständlich der Lehrer mitverantwortlich, der sich im Anschluss daran aber aus dem Unterrichtsgeschehen zurückziehen und in die Rolle des Moderators und Beraters schlüpfen kann. Es sind die Kinder, die bei Werkstattarbeit füreinander zuständig und verantwortlich sind.
Wollen Sie bestimmte Angebote von allen Schülern bearbeitet haben, so weisen Sie die betreffenden Aufgaben im Arbeits-Pass als „**Pflichtaufgaben**" aus. Gesammelt werden sollten die bearbeiteten Arbeitsblätter in einer **Werkstattmappe**. Ein DIN-A4-Hefter leistet Ihnen gute Dienste!
Es erweist sich als sinnvoll, alle Werkstattangebote über den gesamten Klassenraum verteilt zur Verfügung zu stellen. Eine räumliche Trennung der fünf Themenbereiche

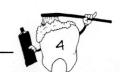

© Verlag an der Ruhr, Postfach 10 22 51, 45422 Mülheim an der Ruhr

Vorwort (2)

erleichtert den Kindern die Orientierung innerhalb der Angebotsvielfalt. Praktisch wäre es, die Angebote in **Ablagekörben** zu präsentieren, da in ihnen außer den Arbeitsblättern auch alle zugehörigen Arbeitsutensilien bereitgelegt werden können. Ein langes, zeitraubendes Zusammensuchen von Arbeitsmaterialien sollte Ihnen und den Kindern so über die ganze Zeit der Werkstattarbeit erspart bleiben. Hat ein Kind ein Angebot ausgewählt, nimmt es den Korb mit an seinen Arbeitsplatz und zeigt den anderen damit, dass das betreffende Angebot zurzeit besetzt ist. Sollte sich ein Angebot mit dem Ausfüllen eines Arbeitsblattes erledigen, können Sie mit den Kindern ausmachen, dass sie sich das entsprechende Blatt aus dem Korb herausnehmen ohne den Ablagekorb an sich zu nehmen.
Anders als bei Werkstätten üblich, sind in der Ihnen vorliegenden Werkstatt zur Zahngesundheit die Arbeitsaufträge auf den Arbeitsblättern abgedruckt.
Eine – streng betrachtet – sicherlich nicht werkstattadäquate Form, aber die einzige, die es ermöglichte, Ihnen diese Stofffülle zu bieten, denn ein Abdrucken von Arbeitskarten hätte den vorgesehenen Rahmen des Werks gesprengt!

In der **Wahl der Sozialform** sind die Kinder zumeist frei. Lediglich bei einzelnen Angeboten wie z.B. dem Erstellen einer Zahn-Collage sollten Sie eine verbindliche Sozialform vorgeben. Für einen erfolgreichen Verlauf der Werkstatt ist es sinnvoll, mit den Kindern gemeinsame Regeln zu entwickeln. Folgende **Regelvorschläge** mögen hilfreich für Sie sein:

- Wir arbeiten leise.
- Wir beenden angefangene Arbeiten.
- Wir räumen auf.
- Probleme löst der Experte.
- Wir füllen den Arbeits-Pass sorgfältig aus.

Unsere Erfahrung hat uns gelehrt, dass eine **Zeitdauer** von zwei Schulstunden pro Tag für Werkstattunterricht als optimal zu erachten ist. 10 Minuten dieser Zeit sollten Sie für ein kurzes Kreisgespräch zum Gedankenaustausch oder zur Einführung und Ergänzung einzelner Angebote einplanen. Ihnen und Ihren Kindern wünschen wir viel Freude und gutes Gelingen mit unserer Materialsammlung.

Wir möchten uns auf diesem Weg noch einmal ganz herzlich bei Frau Dr. Thumeyer von der Landesarbeitsgemeinschaft Jugendzahnpflege in Hessen bedanken, die uns mit ihrem Fachwissen bei dieser Werkstatt hilfreich zur Seite stand.

Lösungen und Anmerkungen zu folgenden Angeboten:

1. Kapitel: Das Gebiss
Angebot 4: (S. 13/14)
Woraus bestehen unsere Zähne?

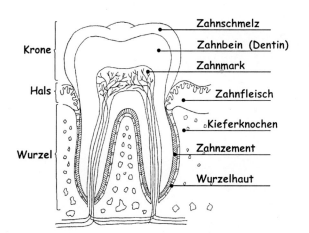

2. Kapitel: Aufgaben der Zähne
Angebot 1: (S. 23)
Gut gekaut ist halb verdaut!

Korrekte Reihenfolge der einzusetzenden Begriffe: Nahrung, Körper, Energie, Verdauung, Mund, Zähne, Zunge, Speichel, Schlucken, Speisebrei, Speiseröhre, Magen, Darm.

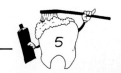

Vorwort (3)

Angebot 2: Die Zähne helfen dir beim Sprechen (S. 24)

Bei diesem Angebot sollen die Kinder einmal bewusst auf ihre „Sprechwerkzeuge" achten. Folgende Sprechwerkzeuge werden bei den einzelnen Lauten eingesetzt:

B: Li; D: Gau, Zu; F: Zä, Li; G: Gau; J: Zä, Zu; K: Gau; L: Zu, Zä, Gau; M: Li; N: Zu, Gau; P: Li; S: Zä, Zu; Sch: Zu, Zä; T: Zu, Zä Gau; W: Zä, Zi.

Angebot 4: Tierzähne (S. 26)

Die korrekte Zuordnung lautet:
Schlange: Giftzähne; Elefant: Stoßzähne; Biber: Nagezähne; Hai: viele kleine scharfe Zähne; Krokodil: besonders starke Zähne.

Angebot 7: Zahn-Redewendungen (S. 30)

Die Redewendungen und Zuordnungen werden folgendermaßen zugeordnet:

„Jemandem die Zähne zeigen" – Jemand droht und zeigt die Absicht sich zu wehren.

„Jemanden auf den Zahn fühlen" – Man will jemanden genau prüfen.

„Sich die Zähne an etwas ausbeißen" – Jemand hat etwas trotz großer Anstrengung nicht geschafft.

„Etwas zähneknirschend ertragen" – Jemand hält etwas nur widerwillig aus.

„Diesen Zahn hat man ihm gezogen" – Man zerstört jemandem einen Wunschtraum.

4. Kapitel: Zahnpflege

Angebot 1: Zahnpflege (S. 54)

Die richtige Formel zur Zahnpflege heißt:
Zähne + Bakterien + Zucker = Plaque
Plaque + Zeit = Karies

Angebot 3: KAI – Zahnputztechnik (S. 56)

Anmerkung zur KAI – Technik
Mit dieser KAI-Systematik werden die Zähne nicht 100 % sauber. Daher sollten die Kinder ihre Eltern bitten, ihnen abends zu helfen. Dann sollten die Eltern mit der BASS-Technik (s.u.) den Kindern die Zähne nochmals putzen.
Es ist wichtig, bei den Kindern zu erwähnen, dass die Erwachsenen eine andere Zahnputztechnik anwenden. Diese Technik heißt „BASS-Technik" und unterscheidet sich von der KAI-Technik durch einen geöffneten Mund, bei dem jede Zahnreihe separat geputzt wird. Dabei wird die Zahnbürste in einem Winkel von etwa 45° am Übergang vom Zahn zum Zahnfleisch angesetzt. Gebürstet wird von „rot nach weiß".
Ab dem 2. Schuljahr kann man diese Technik mit den Kindern trainieren.
Um auch die Zahnzwischenräume zu reinigen, benutzen die Erwachsenen Zahnseide. Diese Information sollte den Kindern gegeben werden. Die Kinder sollten die Zahnseide selber aber noch nicht verwenden, da sie ihr Zahnfleisch damit schnell verletzen.

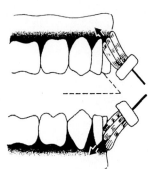

Vorwort (4)

5. Kapitel: Beim Zahnarzt

Angebot 3: Lisa geht zum Zahnarzt (S. 65)

Dieser Lösungstext sollte den Kindern zur Selbstkontrolle vorliegen.

Lisa geht mit Mama zur Zahnärztin. Dort hat sie für heute einen Termin.

Lisa muss zunächst noch kurz im Wartezimmer warten.

Dann ruft die Sprechstundenhilfe sie auf und bringt sie ins Sprechzimmer.

Lisa setzt sich auf den bequemen Stuhl. Die Zahnarzthelferin legt ihr eine Serviette um.

Die Zahnärztin kommt, begrüßt Lisa und wäscht sich die Hände.

Mit einem kleinen Spiegel schaut die Zahnärztin in Lisas Mund und tastet mit einer Sonde die Zähne ab. Lisa schaut mit einem Handspiegel zu.

Die Zahnärztin entdeckt bei Lisa einen weißen Fleck am Zahnhals.

Sie zeigt Lisa den Fleck im Spiegel und erklärt ihr, wie es dazu gekommen ist. Danach repariert sie den weißen Fleck mit einem Fluorid-Gel und bestreicht auch die anderen Zähne damit.

Außerdem erklärt sie Lisa, wie wichtig es ist, abends vor dem Schlafengehen die Zähne ganz gründlich zu putzen und sich von Mama helfen zu lassen.

Die Zahnärztin verabschiedet sich von Lisa, sie muss zum nächsten Patienten.

Die Zahnarzthelferin nimmt Lisa die Serviette ab. Fertig!

Angebot 9: Zahn-Wörter-Rätsel (S. 70/71)

1. Zahnarzt,
2. Karies,
3. Speichel,
4. Zahnfleisch,
5. Zahnspange,
6. Wurzel,
7. Zahnpasta,
8. Wackelzahn,
9. Zahnbürste,
10. Zahnbelag,
11. Zahnschmelz,
12. Eckzahn,
13. Gebiss,
14. Zahnschmerzen.

Lösungswort: **ZAHNPUTZBECHER**

Anmerkung zur Werkstatt-Einführungsgeschichte:

Liebe Kolleginnen, liebe Kollegen!
Falls Sie in Ihrer Klasse den Werkstattunterricht noch nicht eingeführt haben, bietet sich in dieser Werkstatt die Einführungsgeschichte von Lisa und Tom an (S. 58). Wir haben in dieser Geschichte wichtige Werkstattpunkte angesprochen, die den Kindern in einer Rahmengeschichte verpackt begegnen. Auch Lisa und Tom lernen eine Zahn-Werkstatt kennen und haben viele Fragen.
Die Geschichte bietet viele Anknüpfungspunkte für Ihre eigenen Schwerpunkte. Sie eignet sich auch, bedeutsame Punkte der Werkstattarbeit noch einmal in den Klassen zu wiederholen, die eigentlich Werkstattarbeit kennen. Im Verlauf der Zahn-Werkstatt begegnen die Schülerinnen und Schüler Lisa und Tom immer wieder. Sie können als Begleitfiguren genutzt werden.

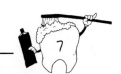

Werkstatt-Geschichte

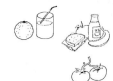

Lisa und Tom und die Zahn-Werkstatt

Lisa und Tom sind gute Freunde. Sie wohnen in derselben Straße und gehen in die zweite Klasse. Dort sitzen sie sogar zusammen an einem Tisch.
In dieser Woche wollen sie ein neues Sach-Thema beginnen. Drei Wochen lang soll in einer Zahn-Werkstatt gearbeitet werden. Die Lehrerin hat gesagt, dass alle Kinder etwas zum Thema Zähne mitbringen dürfen: Abbildungen aus Zeitschriften, Zähne, Bücher, etc.
(Erstellung einer Zahncollage)

Heute soll es losgehen: Lisa und Tom sind schon sehr gespannt und können es kaum erwarten in die Schule zu kommen. Als die Kinder in die Klasse kommen, ist die Werkstatt schon aufgebaut. Der Unterricht beginnt mit einem Stuhlkreis. Nach der Begrüßung gibt die Lehrerin den Kindern Zeit, sich die Werkstattangebote genauer anzusehen.
Später, wieder im Stuhlkreis, dürfen sie erzählen, was sie alles entdeckt haben. Lisa und Tom haben fünf Bereiche gefunden.

In jedem Bereich gebt es viele interessante Angebote.
Die Kinder bestürmen die Lehrerin mit Fragen:
(Fragen der eigenen Kinder aufgreifen)

1. Dürfen wir mit unserem Nachbarn arbeiten?
2. Dürfen wir uns aussuchen, womit wir anfangen?
3. Müssen wir alle Angebote machen?
4. Was machen wir, wenn zwei gleichzeitig ein Angebot machen wollen?
5. Wo hefte ich die Blätter ab?
6. Gibt es Pflichtaufgaben?

Nachdem alle wichtigen Fragen der Kinder geklärt sind, hat die Lehrerin noch eine Frage an die Kinder. Warum ist es so wichtig, die Aufgaben der Angebote genau durchzulesen?
(Antworten der eigenen Kinder aufgreifen)
Lisa meldet sich sofort. Sie weiß von anderen Werkstätten, dass man eine Aufgabe manchmal mehrmals lesen muss, um sie richtig verstehen und bearbeiten zu können. Jetzt verteilt die Lehrerin den Arbeits-Pass.

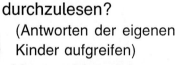

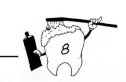

EINE WERKSTATT ZUR ZAHNGESUNDHEIT

„...er hat überhaupt nicht gebohrt!"

Arbeits-Pass von _____

1. Kapitel: Das Gebiss

- ☐ 1. Meine Zähne
- ☐ 2. Unsere Zähne sind verschieden
- ☐ 3. Milchgebiss/ Erwachsenengebiss
- ☐ 4. Woraus bestehen unsere Zähne?
- ☐ 5. Wieso wackeln Milchzähne?
- ☐ 6. Wackelzahnlied
- ☐ 7. Bastelanleitung „Filzzahn"
- ☐ 8. Meine Wackelzahngeschichte
- ☐ 9. Zahnformel – Milchgebiss
- ☐ 10. Zahnformeln von Tieren

2. Kapitel: Aufgaben der Zähne

- ☐ 1. Gut gekaut ist halb verdaut!
- ☐ 2. Die Zähne helfen beim Sprechen
- ☐ 3. Die Zähne gehören zur Mimik
- ☐ 4. Tierzähne
- ☐ 5. So entwickeln sich deine Zähne
- ☐ 6. Übersicht über die Zahnentwicklung
- ☐ 7. Zahn-Redewendungen
- ☐ 8. Zahnwörter
- ☐ 9. Zahnwörtersammlung
- ☐ 10. Zahn-Collage

3. Kapitel: Nahrung und Zähne

- ☐ 1. Zahngesunde Ernährung
- ☐ 2. Was heißt zahngesund?
- ☐ 3. Ausgewogene Ernährung tut gut
- ☐ 4. Gesund essen ist wichtig
- ☐ 5. So entsteht Karies
- ☐ 6. Kauversuche
- 7. Mit Lernwörtern arbeiten:
- ☐ Wortarten ☐ Abschreiben
- ☐ Lückentext ☐ Spalten
- ☐ Partnerdiktat ☐ Schleichdiktat
- ☐ Dosendiktat

4. Kapitel: Zahnpflege

- ☐ 1. Zahnpflege
- ☐ 2. Säureschutztest
- ☐ 3. KAI – Zahnputztechnik
- ☐ 4. Gesunde Zähne
- ☐ 5. Eine Zahnspangen-Geschichte
- ☐ 6. Zahnspangen
- ☐ 7. Sachrechnen Zahnpflege
- ☐ 8. Zähne putzen – Legeaufgabe

5. Kapitel: Beim Zahnarzt

- ☐ 1. Geräte zur Vorsorge
- ☐ 2. Geräte zur Zahnbehandlung
- ☐ 3. Lisa geht zur Zahnärztin
- ☐ 4. Eine Bildergeschichte
- ☐ 5. Zahn-Klappkarte
- ☐ 6. Zahnschmerzen
- ☐ 7. Sprechstundenzeiten
- ☐ 8. Zahnwörter-Rätsel
- ☐ 9. Im Mittelalter

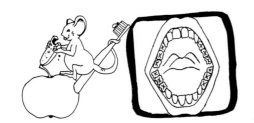

Angebot 1
Meine Zähne

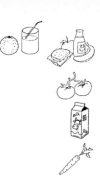

Lisa und Tom bestaunen ihr Gebiss im Spiegel. Die Lehrerin hat gesagt, dass Schulkinder 24 Zähne im Mund haben. Ob das wohl stimmt? „Das müssen wir unbedingt nachprüfen", sagt Lisa und fängt schon an zu zählen.

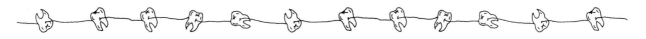

 Das brauchst du: einen Spiegel

 So geht es: Benutze ebenfalls wie Lisa und Tom einen Spiegel und zähle deine Zähne. Wie viele sind es?

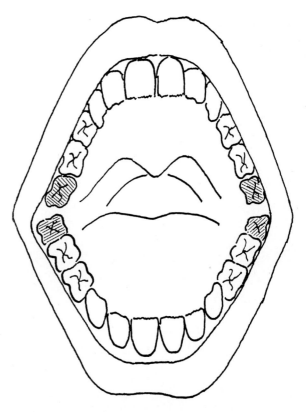

Heute habe ich _____ Zähne.

Datum: _____

Trage in das Gebiss ein:
- gelb – Milchzähne
- blau – bleibende Zähne
- ∗ – Plomben
- / – fehlende Zähne

Hinweis:
Im 1. Schuljahr sind meist die ersten bleibenden Backenzähne, die 6-Jahr-Molare vorhanden (siehe Abbildung). Sie kommen oft schon, bevor der erste Milchzahn verloren geht. Weil diese Backenzähne nicht mehr ersetzt werden und für das Gebiss sehr wichtig sind, müssen sie besonders gut gepflegt werden.

„...er hat überhaupt **nicht gebohrt**!"

EINE WERKSTATT ZUR ZAHNGESUNDHEIT

10

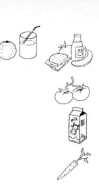

Angebot 2
Unsere Zähne sind verschieden

 Lisa und Tom lernen ihre Zähne genauer kennen. Die Zähne sehen unterschiedlich aus. Es gibt Schneidezähne, Eckzähne und Backenzähne. Die Zähne haben verschiedene Aufgaben beim Essen.

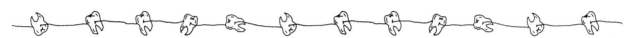

 So geht es: Lies den Text und schreibe die Wörter unten in die Lücken.

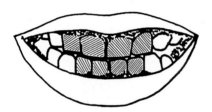

Die **Schneidezähne** sitzen ganz vorne im Mund, du siehst sie, wenn du lächelst.
Sie arbeiten ähnlich wie eine Schere.
Sie_____ das Essen_____ .

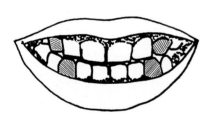

Die **Eckzähne** sitzen neben den Schneidezähnen, etwas in der Ecke.
Meistens siehst du die Eckzähne auch, wenn du lächelst.
Sie arbeiten ähnlich wie eine Zange.
Sie helfen beim _____
_____

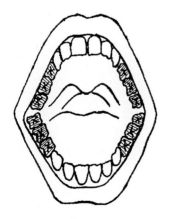

Die **Backenzähne** sitzen tiefer im Mund, innen an der Backe entlang. Du siehst sie, wenn du den Mund weit aufmachst.
Sie arbeiten ähnlich wie ein Mühlstein.
Sie_____das Essen klein.

Schreibe diese Wörter in die Lücken:
schneiden ab, mahlen, Festhalten und Zerreißen.

„...er hat überhaupt nicht gebohrt!"

Angebot 3
Milchgebiss / Erwachsenengebiss

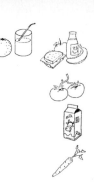

 Lisa und Tom erfahren, wie viele Zähne das Milchgebiss der Kleinkinder und wie viele Zähne das Erwachsenengebiss hat.
Sie selber haben ein Wechselgebiss, das heißt sie haben schon bleibende Backenzähne und wechseln vom Milchgebiss zum Erwachsenengebiss.

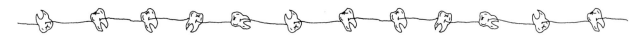

 So geht es: 1. Schau dir die Gebisse genau an.
2. Schreibe die Anzahl der verschiedenen Zähne auf.

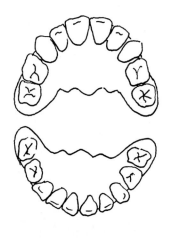

Milchgebiss

_____ Schneidezähne

_____ Eckzähne

_____ Backenzähne

Insgesamt hat das Milchgebiss _____ Zähne.

Erwachsenengebiss

_____ Schneidezähne

_____ Eckzähne

_____ Backenzähne

Insgesamt hat das Erwachsenengebiss _____ Zähne.

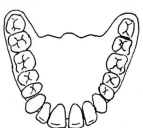

Wie viele Zähne hat das Erwachsenengebiss mehr?

_____

„...er hat überhaupt **nicht** gebohrt!"

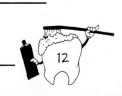

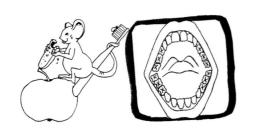
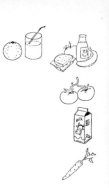

Angebot 4 (Infoblatt)

Woraus bestehen unsere Zähne?

 Die Lehrerin erzählt den Kindern in der Klasse, wie man die einzelnen Teile der Zähne nennt, was unter dem Zahnfleisch versteckt ist und woraus die Zähne eigentlich bestehen. Lisa und Tom hören neugierig und aufmerksam zu.

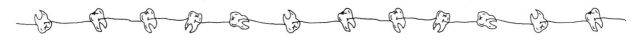

 Das brauchst du: Infoblatt, Arbeitsblatt

 So geht es:
1. Lies dir den Text gut durch.
2. Schau dir den abgebildeten Zahn auf dem Arbeitsblatt an.
3. Schreibe die fett gedruckten Wörter des Textes auf die Linien des Arbeitsblattes.

Wenn du deinen Mund aufmachst und in den Spiegel schaust, siehst du die „Köpfe" der Zähne, die man **Zahnkronen** nennt.
Sie schauen oben und unten aus dem Zahnfleisch heraus.
Unter deinem Zahnfleisch sind ihre „Füße", die man **Zahnwurzeln** nennt. Den Übergang von Zahnkrone zu Zahnwurzel nennt man **Zahnhals**.

Jeder deiner Zähne besteht aus drei Schichten. Die äußere, sichtbare Schicht nennt man **Zahnschmelz**. Der Zahnschmelz ist das Härteste in deinem Körper, sogar noch härter als deine Knochen.

Unter dem Zahnschmelz liegt das etwas weichere **Zahnbein** (**Dentin**). Im Kiefer wird das Zahnbein von dem **Zahnzement** und der **Wurzelhaut** bedeckt. Innerhalb des Zahnbeins liegt das weiche **Zahnmark**, ein kleiner Hohlraum mit Blutgefäßen und Nerven.
Jeder deiner Zähne hat seine eigene Wurzel, manche Zähne haben sogar mehrere Wurzeln. Die Zahnwurzeln werden von einem Knochen gehalten, der unter dem **Zahnfleisch** verborgen ist. Dieser Knochen heißt **Kieferknochen**. Deine unteren Zähne stecken im Unterkiefer, und deine oberen Zähne im Oberkiefer.

„...er hat überhaupt **nicht** gebohrt!"

Angebot 4 (Arbeitsblatt)

Woraus bestehen unsere Zähne?

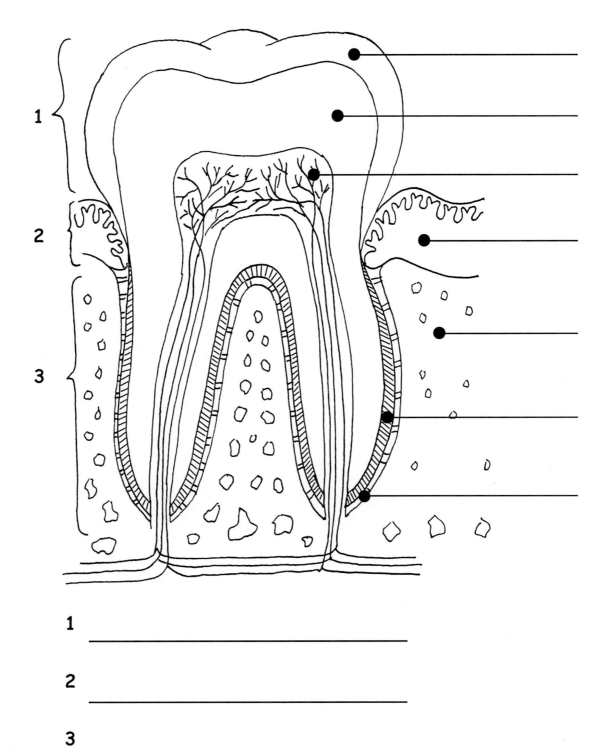

1 _____

2 _____

3 _____

„...er hat überhaupt nicht gebohrt!"

Angebot 5

Wieso wackeln Milchzähne?

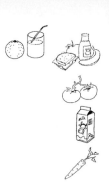

 Lisa hat einen Wackelzahn. Tom weiß, dass unter dem Wackelzahn ein neuer Zahn versteckt ist.

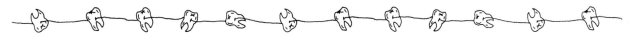

Wenn du etwa fünf oder sechs Jahre alt bist, beginnen deine Milchzähne langsam auszufallen. Natürlich nicht alle auf einmal.
Die Milchzähne fallen aus, um größeren, neuen Zähnen Platz zu machen.

Die neuen Zähne nennt man auch bleibende Zähne, weil sie für immer bleiben und du keine neuen Zähne mehr bekommst.
Auf der Abbildung kannst du sehen, was in deinem Kiefer passiert, bis dein Milchzahn anfängt zu wackeln.

 So geht es: Welche Nummer gehört zu welchem Satz? Ordne zu!

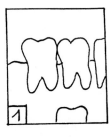 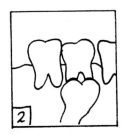 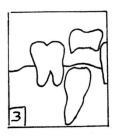 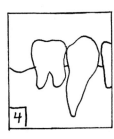

☐ Er drückt dabei gegen die Wurzel des Milchzahns, die sich langsam auflöst.

☐ Der Milchzahn wackelt. Unter dem Milchzahn schiebt sich der bleibende Zahn langsam nach oben.

☐ Der bleibende Zahn schiebt sich immer weiter nach oben und schließt die Lücke im Gebiss.

☐ Ist die Wurzel des Milchzahns aufgelöst, kann der Kiefer den Milchzahn nicht mehr halten. Dann fällt die Zahnkrone aus.

„...er hat überhaupt nicht gebohrt!"

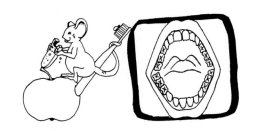
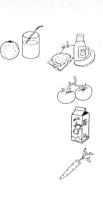

Angebot 6
Wackelzahnlied

 Lisa und Tom lernen das Wackelzahnlied.

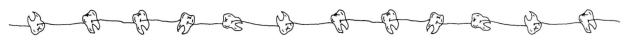

 So geht es: Das Lied wird auf die Melodie „Zehn kleine Kinderlein" gesungen.

10 weiße Wackelzähne, ich kann mich wirklich freu'n,
die Milchzähne, sie fallen aus,
bald sind es nur noch neun.

9 weiße Wackelzähne, da hab' ich mir gedacht,
jetzt beiß' ich schnell ins Brötchen rein,
dann sind es nur noch acht.

8 weiße Wackelzähne, das ist nicht übertrieben,
ich zieh' mir einen mit 'ner Schnur',
dann sind es nur noch sieben.

7 weiße Wackelzähne, es ist doch wie verhext,
der eine bleibt im Apfel stecken,
dann sind es nur noch sechs.

6 weiße Wackelzähne, einer mehr als fünf,
ich geh' zum Zahnarzt, „danke schön",
jetzt sind es nur noch fünf.

5 weiße Wackelzähne, die gehören mir,
wenn ich noch einen heut' verlier',
dann sind es nur noch vier.

4 weiße Wackelzähne, ich esse nur noch Brei,
da fällt tatsächlich einer aus,
dann sind es nur noch drei.

3 weiße Wackelzähne sind immer mit dabei,
beim Spielen, Toben, Kaugummi,
dann sind es nur noch zwei.

2 weiße Wackelzähne sind zweimal mehr als keiner,
ich falle hin und schlag' auf's Kinn,
jetzt ist es nur noch einer.

1 weißer Wackelzahn wollt seine Freunde seh'n,
ich leg' ihn in die Zahnschachtel,
dann sind es wieder zehn.

Kein weißer Wackelzahn ist mehr in meinem Mund,
die neuen Zähne pfleg' ich gut,
dann bleiben sie gesund.

„...er hat überhaupt **nicht** gebohrt!"

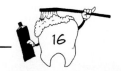

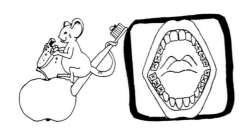

Angebot 7

Bastelanleitung „Filzzahn"

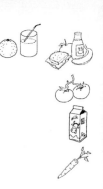

Lisa und Tom basteln einen Filzzahn und spielen damit zum Wackelzahnlied.

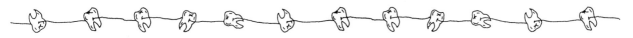

 Das brauchst du: weißen Filz, Zahnschablone, Flüssigkleber oder weißes Nähgarn mit Nadel, Filzstifte, eventuell Wackelaugen und weiße Wolle, Bleistift

 So geht es: Wenn ihr zum Wackelzahnlied eine kleine Aufführung machen wollt, könnt ihr euch einen oder mehrere Filzzähne basteln, die man als Fingerpuppe benutzen kann. Ihr könnt dann die einzelnen Strophen mit den Gegenständen, die dort genannt werden, nachspielen und so das Lied mit einem Fingerspiel begleiten.

1. Schneide den Zahnumriss aus.

2. Lege den Umriss auf den Filz und umfahre ihn mit dem Bleistift.

3. Da du zwei Filzteile benötigst, musst du Arbeitsschritt 2 wiederholen.

4. Schneide beide Filzteile aus.

5. Bemale und beklebe einen Filzteil mit einem lustigen Gesicht.

6. Klebe oder nähe die Filzteile am Rand so aufeinander, dass unten ein Loch für ein oder zwei Finger bleibt.

Jetzt kann dein Finger-Spiel losgehen.

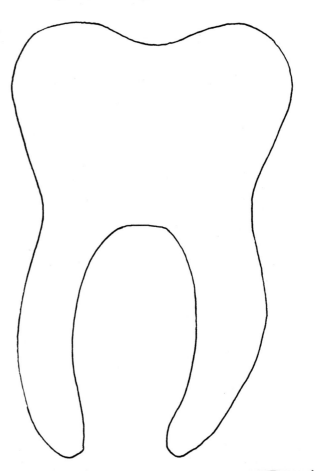

„...er hat überhaupt **nicht** gebohrt!"

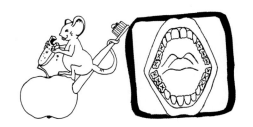

Angebot 8
Meine Wackelzahngeschichte

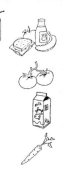

 Lisa freut sich. Ihr erster Milchzahn ist ausgefallen. Zuerst hat er nur ein bisschen gewackelt. Dann konnte Lisa ihn richtig hin- und herbewegen. Und plötzlich war er draußen. Lisas Vater hat erzählt, dass sie den Wackelzahn heute Abend unbedingt unter ihr Kopfkissen legen soll. In der Nacht kommt dann die Zahnfee. Sie holt den ausgefallenen Zahn ab und lässt dafür eine Überraschung zurück. Erinnerst du dich an deinen ersten Wackelzahn?

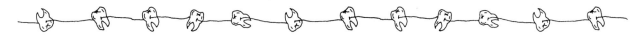

Das brauchst du: das Schmuckblatt

So geht es: Schreibe auf das Schmuckblatt, wie deine erste Wackelzahngeschichte anfing und wie sie weiterging.

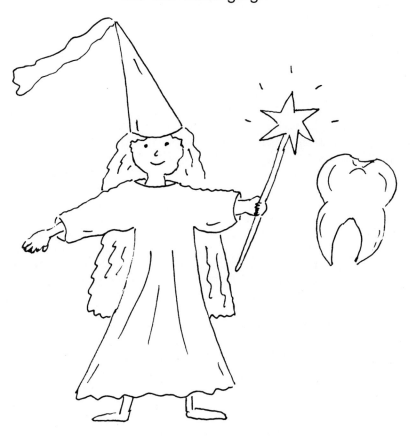

„...er hat überhaupt nicht gebohrt!"

EINE WERKSTATT ZUR ZAHNGESUNDHEIT

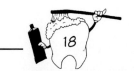

Angebot 8 (Schmuckblatt)

Meine Wackelzahngeschichte

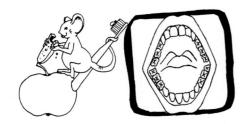
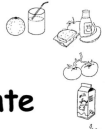

„...er hat überhaupt nicht gebohrt!"

EINE WERKSTATT ZUR ZAHNGESUNDHEIT

Angebot 9 (Infoblatt)

Zahnformel – Milchgebiss

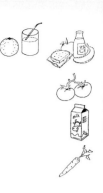

 Lisa und Tom lernen die Zahnformel des Milchgebisses kennen.

Wie die Zähne im Mund verteilt sind, kann man in eine Zahnformel eintragen.
Eine Zahnformel ist für den Zahnarzt wichtig. Er kann darin notieren, welche Zähne fehlen oder krank sind.

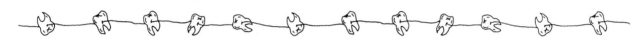

 Das brauchst du: Infoblatt, Arbeitsblatt

So geht es: Lies den Text und fülle die Zahnformel schließlich aus.

So entsteht eine Zahnformel:

Das Gebiss wird in Oberkiefer und Unterkiefer eingeteilt:

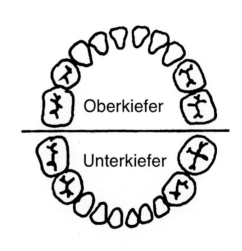

Danach zieht man einen Strich durch die Mitte des Gebisses. Der Körper des Menschen hat zwei gleiche Hälften, er ist symmetrisch.

In der Zahnformel sind die rechte und die linke Seite scheinbar vertauscht.
Halte das Blatt vor deine Freundin oder deinen Freund. Das R ist jetzt auf der richtigen Seite, nämlich auf der rechten Seite deiner Freundin oder deines Freundes.

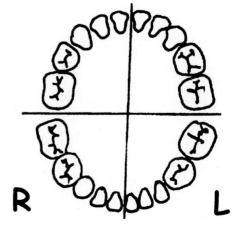

„...er hat überhaupt **nicht** gebohrt!"

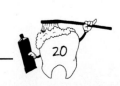

Angebot 9 (Arbeitsblatt)
Zahnformel – Milchgebiss

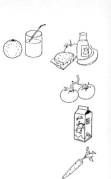

In das entstandene Kreuz wird die Anzahl der verschiedenen Zähne eingetragen.
Dabei wird jede Seite rechts und links, oben und unten getrennt aufgeschrieben.

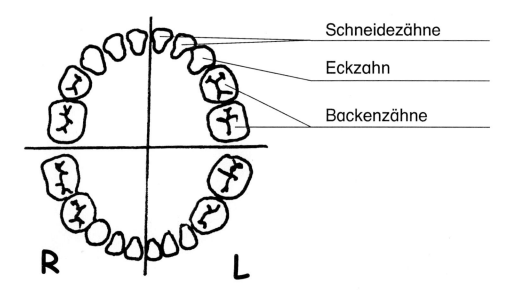

Backenzähne Eckzähne Schneidezähne	Schneidezähne Eckzähne Backenzähne
	2
Rechts	Links

Diese Zahnformel kann man auch in **Kurzform** schreiben, indem man die Bezeichnungen oben, unten, links und rechts weglässt.

	2

„...er hat überhaupt **nicht gebohrt!**"

EINE WERKSTATT ZUR ZAHNGESUNDHEIT

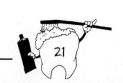

Angebot 10

Zahnformeln von Tieren

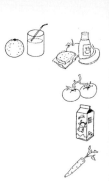

Lisa und Tom berechnen die Zahnformeln verschiedener Tiere.
An den ersten und den letzten Zahlen in den Reihen können sie ablesen, wie viele hintere Backenzähne die Tiere haben.

So geht es: Bearbeite zuerst Angebot 9: Zahnformel.
Rechne aus, wie viele Zähne die einzelnen Tiere im Oberkiefer, im Unterkiefer und zusammen haben.

1. Hund	2413	3142	Oberkiefer: ____ Zähne	
	2413	3142	Unterkiefer: ____ Zähne	
			zusammen: ____ Zähne	
2. Pferd	3313	3133	Oberkiefer: ____ Zähne	
	3313	3133	Unterkiefer: ____ Zähne	
			zusammen: ____ Zähne	
3. Kuh	3300	0033	Oberkiefer: ____ Zähne	
	3313	3133	Unterkiefer: ____ Zähne	
			zusammen: ____ Zähne	
4. Katze	1313	3131	Oberkiefer: ____ Zähne	
	1213	3121	Unterkiefer: ____ Zähn	
			zusammen: ____ Zähne	
5. Kamel	3311	1133	Oberkiefer: ____ Zähne	
	3213	3123	Unterkiefer: ____ Zähne	
			zusammen: ____ Zähne	
6. Elefant	3301	1033	Oberkiefer: ____ Zähne	
	3300	0033	Unterkiefer: ____ Zähne	
			zusammen: ____ Zähne	

„...er hat überhaupt **nicht gebohrt!**"

EINE WERKSTATT ZUR ZAHNGESUNDHEIT

22

Angebot 1

Gut gekaut ist halb verdaut!

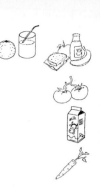

In der Frühstückspause läuft Lisa das Wasser im Mund zusammen, als sie Toms roten Apfel sieht. Am liebsten würde sie sofort hineinbeißen.

So geht es: Lies den Text und schreibe die Wörter aus dem Kasten in die richtige Lücke.

Unsere Verdauung beginnt im

_____ . Jeder Bissen

wird mit Hilfe der _____

zerkleinert. Die _____

schiebt die Nahrung von einer Backe

in die andere. Durch kräftiges Kauen

wird die Speichelproduktion angeregt.

Mit dem _____ wird die

Nahrung zu einem Speisebrei

vermischt. Durch die _____

gelangt der _____

in den _____ . Im Magen

wird der Speisebrei mit weiteren

Säften vermischt und aufgelöst.

Schließlich gelangen die Nährstoffe

in den _____

und den _____ .

Dort werden die wichtigen Stoffe

herausgefiltert, der Rest wird durch

den _____ ausgeschieden.

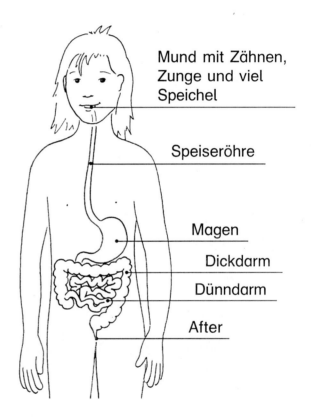

Mund mit Zähnen, Zunge und viel Speichel

Speiseröhre

Magen

Dickdarm

Dünndarm

After

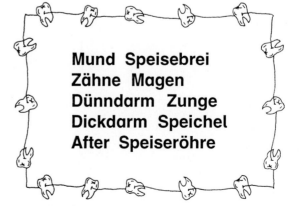

**Mund Speisebrei
Zähne Magen
Dünndarm Zunge
Dickdarm Speichel
After Speiseröhre**

„...er hat überhaupt **nicht** gebohrt!"

Angebot 2
Die Zähne helfen beim Sprechen

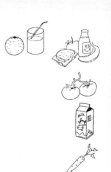

Hilf Lisa und Tom die Buchstaben zu überprüfen. Zum deutlichen Sprechen benötigen wir unsere Zunge, die Lippen, den Gaumen und auch die Zähne. Wir nennen sie zusammen „Sprechwerkzeuge".
Überprüfe bei allen Buchstaben, welche Teile der Sprechwerkzeuge wir beim Aussprechen für die jeweiligen Laute brauchen.
Zä = Zähne, Zu = Zunge, Li = Lippen, Gau = Gaumen.

Das brauchst du: Spiegel

So geht es: Sprich den jeweiligen Laut aus und kreuze an, welches „Sprechwerkzeug" du dafür benutzt hast.

B					D					F			
Zä	Zu	Li	Gau		Zä	Zu	Li	Gau		Zä	Zu	Li	Gau

G					J					K			
Zä	Zu	Li	Gau		Zä	Zu	Li	Gau		Zä	Zu	Li	Gau

L					M					N			
Zä	Zu	Li	Gau		Zä	Zu	Li	Gau		Zä	Zu	Li	Gau

P					R					S			
Zä	Zu	Li	Gau		Zä	Zu	Li	Gau		Zä	Zu	Li	Gau

Sch					T					W			
Zä	Zu	Li	Gau		Zä	Zu	Li	Gau		Zä	Zu	Li	Gau

TIPP: Wenn du Lust hast, kannst du auch die Buchstaben untersuchen, die in dieser Liste fehlen. Sie sind allerdings schwieriger!

„...er hat überhaupt **nicht** gebohrt!"

EINE WERKSTATT ZUR Zahngesundheit

Angebot 3
Die Zähne gehören zur Mimik

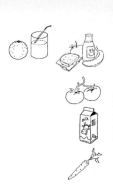

Lisa ist wütend auf Tom und zeigt ihm die Zähne.

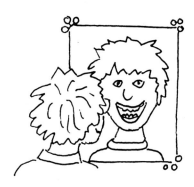
Mit dem Wort „Mimik" bezeichnen wir unseren Gesichtsausdruck.
Wenn wir glücklich oder traurig sind, kann man das in unserem Gesicht, an unserer Mimik sehen, ohne dass wir ein Wort sprechen.
Dabei verändern sich besonders Mund und Augen. Zum Mund gehören natürlich auch die Zähne. Die Zähne helfen dir, deine Gefühle und Stimmungen auszudrücken.

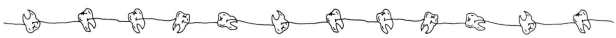

 Das brauchst du: Spiegel, Schreibblatt

 So geht es:
1. Verbinde die Satzteile zu richtigen Sätzen und schreibe sie auf dein Schreibblatt.
2. Schaue in den Spiegel, mache die passenden Gesichter und male sie zu den jeweiligen Sätzen dazu.

1. Wenn mir etwas weh tut, ...beiße ich die Zähne fest aufeinander.

2. Wenn ich lächle oder lache, ...klappere ich mit den Zähnen.

3. Wenn ich wütend bin, ...öffne ich lächelnd den Mund und zeige die Zähne.

4. Wenn ich Angst habe oder ich friere, ...zeige ich die zusammengebissenen Zähne.

5. Wenn ich strahle, ...öffne ich den Mund und zeige meine Zähne.

„...er hat überhaupt **nicht** gebohrt!"

EINE WERKSTATT ZUR ZAHNGESUNDHEIT

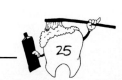

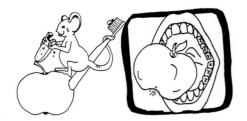

Angebot 4
Tierzähne

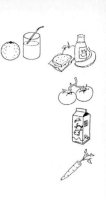

 Tom und Lisa untersuchen Tierzähne. Auch hier gibt es unterschiedliche Arten von Zähnen.

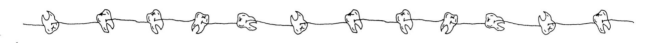

 Das brauchst du: 5 verschiedenfarbige Buntstifte

 So geht es:
1. Finde heraus, welches Tier welche Arten von Zähnen hat.
2. Verbinde jeweils mit einer anderen Farbe.

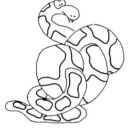

Stoßzähne — Das sind Zähne, die hintereinander in Reihen stehen und einmal gefangene Beute festhalten.

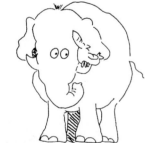

Viele kleine scharfe Zähne — Das sind Zähne, die beim Zerkleinern der Nahrung helfen und sogar Baumstämme fällen können.

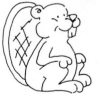

Nagezähne — Das sind Zähne wie Spritzen, durch die Gift in den Körper des Opfers fließt, um es zu töten.

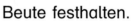

Besonders starke Zähne — Das sind Zähne, die einen Knochen durchbeißen können.

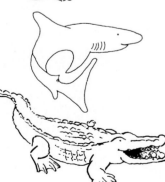

Giftzähne — Das sind besonders lange Zähne aus wertvollem Elfenbein. Sie dienen als Waffe und Werkzeug.

„...er hat überhaupt nicht gebohrt!"

EINE WERKSTATT ZUR ZAHNGESUNDHEIT

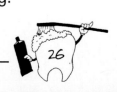

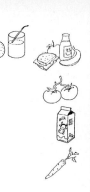

Angebot 5 (Arbeitsblatt)
So entwickeln sich deine Zähne

 Das brauchst du: Arbeitsblatt mit der Geschichte

 So geht es:
1. Lies dir die Geschichte auf dem Arbeitsblatt gut durch.
2. Beantworte die Fragen auf dem Fragebogen in vollständigen Sätzen.

1. Wann bekommen Babys ihre ersten Zähnchen?
_____

2. Warum brauchen Babys am Anfang noch keine Zähne?
_____

3. Wie nennt man die ersten Zähne?
_____

4. Wie viele Milchzähne hat jedes Kind im Mund?
_____

5. Wann kommt der erste bleibende Zahn?
_____

6. Wie viele Zähne hast du im Mund, wenn du erwachsen bist?
_____

Angebot 6 (Infoblatt)

Übersicht über die Zahnentwicklung

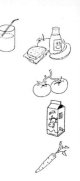

 Die genannten Zähne entwickeln sich im Ober- und Unterkiefer sowohl auf der rechten als auch auf der linken Seite des Gebisses.

Zähne	Milchgebiss	bleibendes Gebiss
mittlerer Schneidezahn	6. - 12. Monat	etwa mit 7 Jahren
seitlicher Schneidezahn	8. - 13. Monat	etwa mit 8 Jahren
1. kleiner Backenzahn (Vormahlzahn)	12. - 16. Monat	etwa mit 10-12 Jahren
Eckzahn	16. - 20. Monat	etwa mit 11 Jahren
2. kleiner Backenzahn (Vormahlzahn)	20. - 30. Monat	etwa mit 10-12 Jahren
1. großer Backenzahn (6-Jahr-Molar)		etwa mit 6 Jahren
2. großer Backenzahn		etwa mit 12 Jahren
3. großer Backenzahn (Weisheitszahn)		etwa ab 16 Jahren

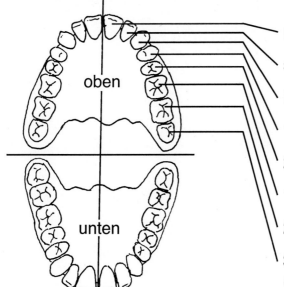

- mittlerer Schneidezahn
- seitlicher Schneidezahn
- Eckzahn
- 1. kleiner Backenzahn
- 2. kleiner Backenzahn
- 1. großer Backenzahn (6-Jahr-Molar)
- 2. großer Backenzahn
- 3. großer Backenzahn (Weisheitszahn)

„...er hat überhaupt **nicht** gebohrt!"

EINE WERKSTATT ZUR ZAHNGESUNDHEIT

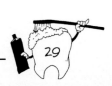

Angebot 7
Zahn-Redewendungen

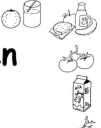

Lisa und Tom haben gehört, dass es in der deutschen Sprache Redensarten gibt, die häufig mit der Wirklichkeit nichts zu tun haben, sondern als „bildliche Redewendungen" gemeint sind.
Sie haben alle Redewendungen rund um den Zahn gesammelt.
Aber was bedeuten die einzelnen Sprüche?
Kannst du den beiden helfen?

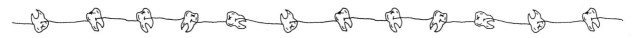

Das brauchst du: Schere, Kleber, leeres Blatt

So geht es:
1. Schneide die Redenwendungen links und die Erklärungen rechts aus.
2. Klebe die Sprichwörter und die dazu passenden Erklärungen nebeneinander auf dein leeres Blatt.
3. Kennst du noch andere Zahn-Redewendungen?

„Jemandem die Zähne zeigen"	Jemand hat etwas trotz großer Anstrengung nicht geschafft.
„Jemandem auf den Zahn fühlen"	Jemand droht und zeigt die Absicht sich zu wehren.
„Die Zähne zusammenbeißen"	Jemand muss eine schwierige Situation tapfer durchstehen.
„Sich die Zähne an etwas ausbeißen"	Man zerstört jemandem einen Wunschtraum.
„Etwas zähneknirschend ertragen"	Man will jemanden genau prüfen.
„Diesen Zahn hat man ihm gezogen"	Jemand hält etwas nur widerwillig aus.

„...er hat überhaupt **nicht** gebohrt!"

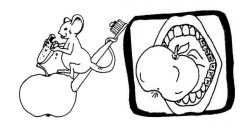
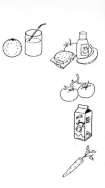

Angebot 8
Zahnwörter

 Lisa und Tom lernen neue Zahnwörter.

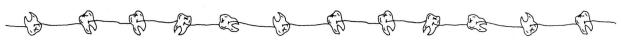

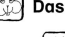 **Das brauchst du:** Schreibblatt

 So geht es:
1. Bilde aus den Nomen (Namenwörter) zusammengesetzte Nomen. Benutze dabei immer auch das Wort „Zahn". Achte darauf, dass die zusammengesetzten Nomen zusammengeschrieben werden.
2. Schreibe die zusammengesetzten Nomen mit dem richtigen Artikel (Begleiter) auf.
3. Welches Wort hat nichts mit den Zähnen des Menschen zu tun?
4. Kennst du noch weitere „Zahnwörter"? Schreibe sie dazu.

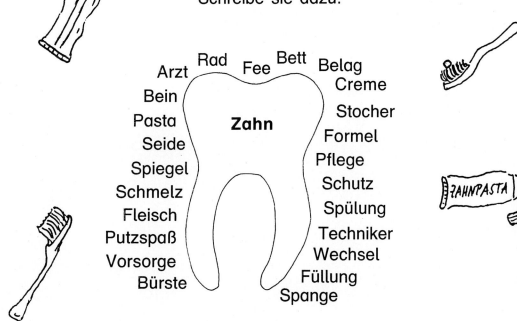

Arzt, Rad, Fee, Bett, Belag, Bein, Creme, Pasta, Stocher, Seide, Formel, Spiegel, Pflege, Schmelz, Schutz, Fleisch, Spülung, Putzspaß, Techniker, Vorsorge, Wechsel, Bürste, Füllung, Spange — Zahn

 TIPP: In zusammengesetzten Nomen richtet sich der Artikel (Begleiter) nach dem letzten Teil des Wortes: der Zahn + die Bürste = die Zahnbürste

„...er hat überhaupt **nicht** gebohrt!"

Angebot 9
Zahnwörtersammlung

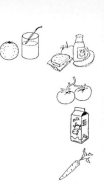

 Lisa und Tom sammeln viele Zahnwörter.

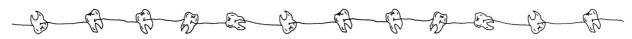

 Das brauchst du: mehrere Kinder, großes Plakat oder Papier, mehrere farbige Filzstifte (so viele wie Kinder)

So geht es:
1. Legt das Plakat auf einen Tisch. Nehmt jeder einen andersfarbigen Filzstift.

2. Einer schreibt das Wort „Zahn" mitten auf das Plakat.

3. Ein Kind beginnt und schreibt ein Wort auf, das ihm zu „Zahn" einfällt z.B. „Zahnarzt" und verbindet es mit dem Wort „Zahn".

4. Jetzt ist das nächste Kind an der Reihe und darf ein Wort schreiben und mit dem Wort auf dem Plakat verbinden, zu dem es passt.

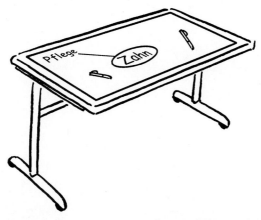

Achtung: Jedes Wort darf nur einmal aufgeschrieben werden. Schreibt auch Tätigkeitswörter auf, die zum Thema „Zahn" gehören wie putzen, essen...

Wenn ihr viele Wörter gefunden habt, hängt das Plakat in der Klasse auf. Ihr könnt die Wörter für eure Geschichten nutzen oder ein Elfchen damit schreiben.

„...er hat überhaupt **nicht** gebohrt!"

EINE WERKSTATT ZUR ZAHNGESUNDHEIT

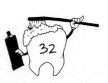

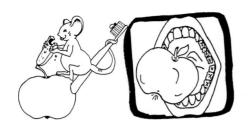

Angebot 10
Zahn-Collage

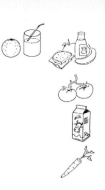

 Lisa und Tom haben Bilder und Sprüche aus Zeitschriften ausgeschnitten.

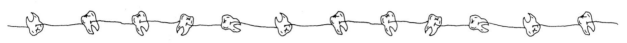

 Das brauchst du: Zeitschriften, Werbesendungen, Prospekte über Zahncreme, Zahnpflege und so weiter, Plakat, Schere, Kleber

 So geht es:
1. Schneide alles aus den Zeitschriften aus, was mit dem Thema „Zahn" und „Zahnpflege" zu tun hat (Bilder, Sprüche ...)

2. Stelle gemeinsam mit deinen Mitschülern eine Collage zusammen, indem ihr die Bilder und Sprüche auf dem Plakat anordnet und aufklebt.

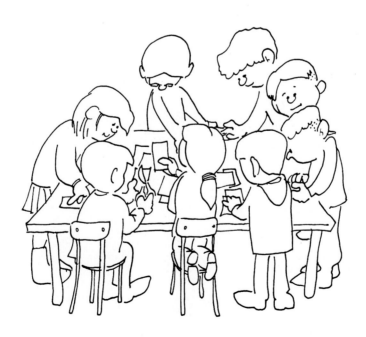

„...er hat überhaupt **nicht** gebohrt!"

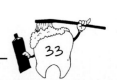

Angebot 1
Zahngesunde Ernährung

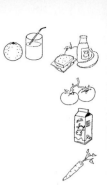

 Lisa und Tom wissen, was für Zähne gut ist: Lebensmittel, die man kräftig kauen muss und Lebensmittel, die wenig Zucker enthalten.

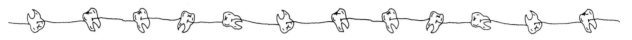

 Das brauchst du: Buntstifte

 So geht es:
1. Lies den Infotext.
2. Male die zahnfreundlichen Lebensmittel farbig aus.

Alle klebrigen, säuerlichen und zuckerhaltigen Lebensmittel verursachen hartnäckigen Zahnbelag. Will man unbedingt Zuckerhaltiges essen oder trinken, sollte man die Süßigkeiten oder süßen Getränke nicht über den Tag verteilt essen, sondern eher zu den Mahlzeiten.

Vollkornbrot, frisches Gemüse, Obst und Käse machen die Zähne stark und tun dem ganzen Körper gut. Sie verhindern die zu schnelle Bildung von Zahnbelag und kräftigen die Kaumuskulatur.

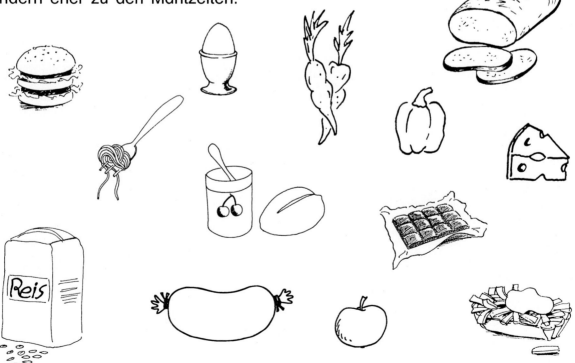

„...er hat überhaupt **nicht** gebohrt!"

EINE WERKSTATT ZUR ZAHNGESUNDHEIT

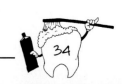

Angebot 2 (Infotext 1)
Was heißt zahngesund?

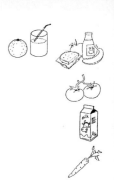

Jeder Mensch isst und trinkt jeden Tag. Es ist wichtig darauf zu achten, dass die tägliche Ernährung gesund ist und für eine ausreichende Zahnpflege gesorgt wird.

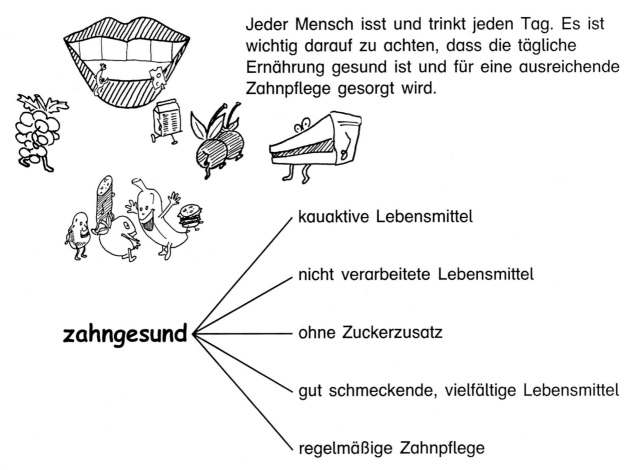

zahngesund
- kauaktive Lebensmittel
- nicht verarbeitete Lebensmittel
- ohne Zuckerzusatz
- gut schmeckende, vielfältige Lebensmittel
- regelmäßige Zahnpflege

Kauaktive Lebensmittel

Kräftiges Kauen regt den Speichelfluss an. **Speichel** ist der wichtigste natürliche **Schutz** im Mund. Er **spült** Nahrungsreste und Säuren weg, **repariert** und **härtet** mit seinen Mineralstoffen die Zähne. Der Speichel hält somit die Zähne gesund und schützt so vor Karies. Zu den kauaktiven Lebensmitteln gehören: rohes Gemüse, frisches Obst und Vollkornprodukte.

Nicht verarbeitete Lebensmittel

Je weniger die Lebensmittel verarbeitet werden, desto kauaktiver und gesünder sind sie für die Zähne und den Körper, zum Beispiel lieber **rohes Gemüse** essen statt gekochtes – lieber **ganze Nüsse** knabbern statt Nusskuchen – lieber **Äpfel** essen statt Apfelsaft trinken.

„...er hat überhaupt **nicht gebohrt!**"

EINE WERKSTATT ZUR ZAHNGESUNDHEIT

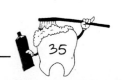

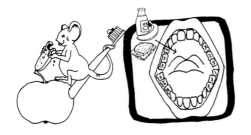

Angebot 2 (Infotext 2)
Was heißt zahngesund?

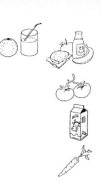

Gut schmeckende, vielfältige Lebensmittel

Damit der Speichel seine wichtige **Reparaturaufgabe** erfüllen kann, benötigt er vor allem **Mineralstoffe** und **Vitamine**. Diese Mineralien und Vitamine können wieder **in den Zahnschmelz eingelagert** werden. Vielfältige Ernährung mit Vollkornprodukten, Obst, Gemüse und Milch versorgt den Körper und auch den Speichel mit den nötigen Mineralien.

Ohne Zuckerzusatz

Vielen Lebensmitteln wird Zucker zugesetzt zum Beispiel Marmelade, Limonade ... - gesünder für den Körper ist es, solche Lebensmittel nur in geringen Mengen und nicht über den ganzen Tag verteilt zu essen. In vielen Lebensmitteln ist **Zucker versteckt**, obwohl sie eigentlich gar nicht süß schmecken zum Beispiel in Ketchup, Soßen, Wurst.

Regelmäßige Zahnpflege

In unserer Zeit ist es kaum möglich sich zuckerfrei zu ernähren. Aus dem Zucker (egal aus welchen Lebensmitteln) bildet sich täglich der Zahnbelag. Die Bakterien des Zahnbelags bilden aus Zucker Säuren, die die Zähne angreifen. Deshalb ist es notwendig, den Zahnbelag zweimal am Tag zu entfernen. Besonders wichtig ist das **Zähneputzen am Abend**. Über Nacht kann der Speichel die kleinen Säureschäden reparieren – das funktioniert aber nur beim sauberen Zahn. Nach dem Zähneputzen am Abend darf nichts mehr gegessen oder getrunken werden, außer Wasser.

Am Morgen sollten die Zähne nach dem Frühstück geputzt werden, um bis zur nächsten Mahlzeit sauber zu bleiben.

 Wenn Zähne sauber, also belagfrei sind, schadet ihnen auch der Zucker nicht!
Den Zahnbelag nennt man auch Plaque, daher sagt man statt belagfrei auch plaquefrei.

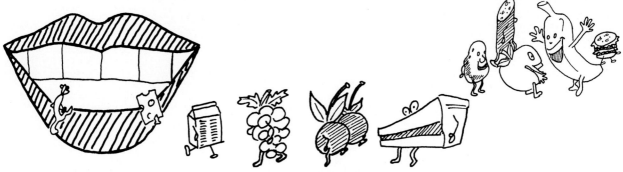

„...er hat überhaupt **nicht gebohrt!**"

EINE WERKSTATT ZUR ZAHNGESUNDHEIT

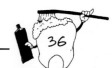

Angebot 2 (Arbeitsblatt)
Was heißt zahngesund?

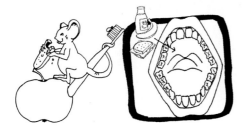
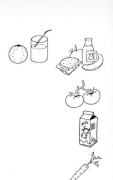

Das brauchst du: Infotext, Arbeitsblatt

So geht es:
1. Lies den Infotext genau durch!
2. Überlege, was du den ganzen Tag über isst.
3. Worüber freuen sich deine Zähne und dein Körper? Was mögen deine Zähne und dein Körper nicht so sehr?
4. Trage die Lebensmittel in die unten stehende Tabelle ein.

Darüber freuen sich deine Zähne und dein Körper.	Das mögen deine Zähne und dein Körper nicht so sehr.

„...er hat überhaupt **nicht** gebohrt!"

EINE WERKSTATT ZUR ZAHNGESUNDHEIT

Angebot 3

Ausgewogene Ernährung tut gut

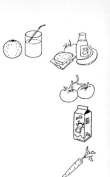

 Das brauchst du: Buntstifte

 So geht es:
1. Schau dir den Ernährungskreis an.
2. Trage die Nummern der Gruppe in den Ernährungskreis ein.
3. Male die Nahrungsmittel an.

In diesem Ernährungskreis sind die Grundnahrungsmittel dargestellt.
Sie werden in 7 Gruppen eingeteilt.

1. Getreide, Getreideprodukte und Kartoffeln
2. Gemüse und Hülsenfrüchte
3. Obst
4. Getränke
5. Milch und Milchprodukte
6. Fisch, Fleisch und Eier
7. Fette und Öle

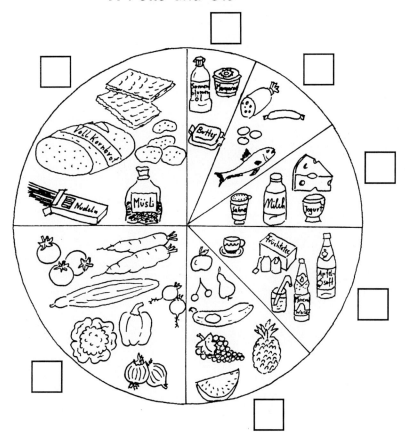

„...er hat überhaupt **nicht** gebohrt!"

EINE WERKSTATT ZUR ZAHNGESUNDHEIT

Angebot 4
Gesund essen ist wichtig

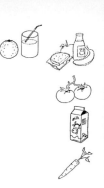

 Das brauchst du: Ernährungskreis (Angebot 3), Buntstifte

 So geht es:
1. Lies dir den kleinen Text durch.
2. Male auf jeden Tisch eine leckere, ausgewogene Mahlzeit.

Unser Körper benötigt jeden Tag alle möglichen Nährstoffe.
Jede Nahrungsmittelgruppe aus dem Ernährungskreis enthält andere Nährstoffe. Wenn du dich gesund und ausgewogen ernähren willst, solltest du aus jeder Gruppe etwas zu dir nehmen. Die Größe des Kreisausschnittes zeigt dir, aus welcher Gruppe du mehr und aus welcher du weniger zu dir nehmen solltest.

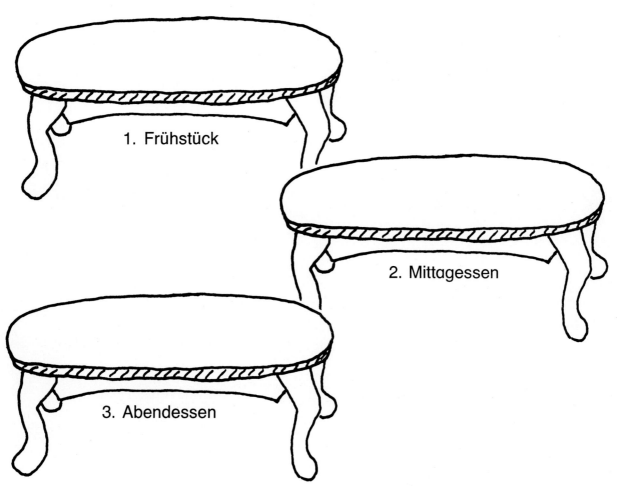

1. Frühstück

2. Mittagessen

3. Abendessen

„...er hat überhaupt **nicht gebohrt!**"

EINE WERKSTATT ZUR ZAHNGESUNDHEIT

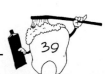

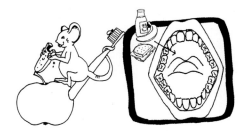

Angebot 5 (Infoblatt)
So entsteht Karies

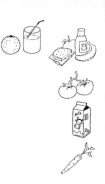

 Lisa geht zur Kontrolle zum Zahnarzt. Der zeigt ihr im Spiegel einen kleinen weißen Fleck am Backenzahn, gerade da, wo das Zahnfleisch beginnt. Der Zahnarzt sagt ihr, was sie jetzt tun kann, damit der Zahn wieder gesund wird.
Er erklärt ihr auch, was passiert, wenn sie ihrem Zahn jetzt nicht hilft.

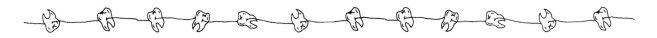

 Das brauchst du: Infoblatt und Arbeitsblatt, Schere, Kleber

 So geht es:
1. Lies das Infoblatt.
2. Schneide die Bilder unten aus und klebe sie an die richtige Stelle des Arbeitsblattes.

Der Zahnarzt erklärt:
Ein sauberer Zahn bleibt gesund. Wenn man jedoch vergisst, die Zähne gründlich vom Zahnbelag zu befreien, besonders abends, greifen die Säuren im Zahnbelag den Zahnschmelz an. Die Säuren entziehen dem Zahn Mineralstoffe. Es entsteht ein weißer Fleck.
Der weiße Fleck kann wieder verschwinden, wenn man die Zähne mit einer fluoridhaltigen Zahnpasta regelmäßig putzt.

Zusätzlich kann der Speichel die plaquefreien Zähne in der Nacht reparieren. Der Zahnarzt kann auch mit einem Fluorid-Gel helfen.

Wird der weiße Fleck nicht beachtet und bleiben die Zähne vor allem abends ungeputzt, entsteht aus diesem weißen Fleck Karies.
Einen mit Karies befallenen Zahn kann nur der Zahnarzt reparieren.

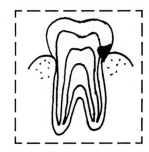 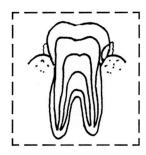 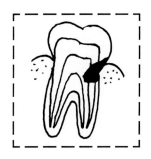 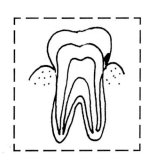

„...er hat überhaupt **nicht** gebohrt!"

EINE WERKSTATT ZUR ZAHNGESUNDHEIT

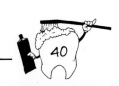

Angebot 5 (Arbeitsblatt)
So entsteht Karies

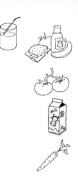

Das ist passiert:

Zuerst siehst du nur einen kleinen, hellen Fleck (Kreidefleck).
Der Zahnschmelz ist an dieser Stelle aufgeweicht. Wenn du den Zähnen Fluorid zuführst und sie immer putzt, kann der Speichel diesen Fleck reparieren.

Wenn du die Zähne nicht regelmäßig putzt, wird aus diesem Fleck eine bräunliche Stelle und schließlich ein kleines Loch. Nun kann nur der Zahnarzt helfen!

Wenn das kleine Loch nicht behandelt wird, wird es immer größer und frisst sich in den Zahn hinein.

Wird auch dieses Loch nicht vom Zahnarzt behandelt, kann es zu einer Entzündung kommen, die schmerzhaft sein kann und den Zahn zerstört.

So sieht es aus:

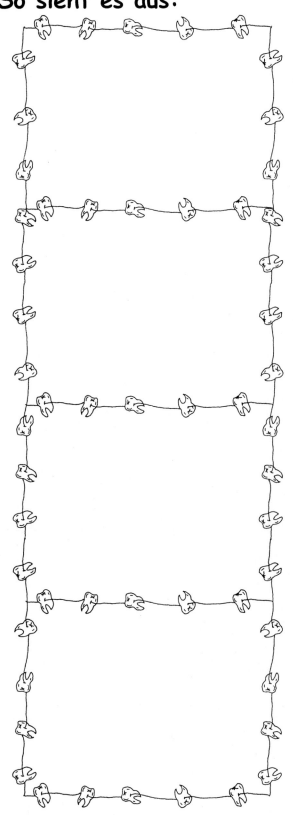

„...er hat überhaupt **nicht** gebohrt!"

EINE WERKSTATT ZUR ZAHNGESUNDHEIT

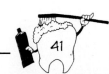

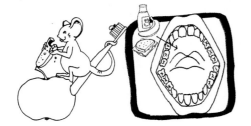

Angebot 6
Kauversuche (1)

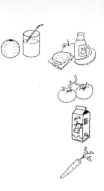

 Das brauchst du: jeweils ein Stück Apfel, Möhre, Brot, Keks, Schokolade, Banane

 So geht es: Kaue die Nahrungsmittel nacheinander und beantworte die Fragen.

Unser Mund gehört wie Magen und Darm zu den Verdauungsorganen unseres Körpers. Im Mund beginnt die Verdauung. Hier wird die Nahrung zerkleinert und mit Speichel (Spucke) vermischt. Kräftiges Kauen ist für die Speichelproduktion besonders wichtig.

Für die Verdauung gilt: Je öfter gekaut, desto besser verdaut! Verschiedene Nahrungsmittel müssen unterschiedlich oft gekaut werden, bis wir sie schlucken können.
Je häufiger wir kauen, umso mehr Speichel wird gebildet.

1. Wie fühlt sich der **Apfel** kurz vor dem Schlucken im Mund an? Kreise ein!

    wie Brei

    wie kleine Stückchen

    fast aufgelöst

2. Wie oft musst du bis zum Schlucken kauen?_____ mal

3. Wie schmeckt dir der Apfel?

    _____

    _____

1. Wie fühlt sich die **Möhre** kurz vor dem Schlucken im Mund an? Kreise ein!

    wie Brei

    wie kleine Stückchen

    fast aufgelöst

    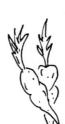

2. Wie oft musst du bis zum Schlucken kauen?_____ mal

3. Wie schmeckt dir die Möhre?

    _____

    _____

„...er hat überhaupt **nicht** gebohrt!"

EINE WERKSTATT ZUR ZAHNGESUNDHEIT

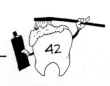

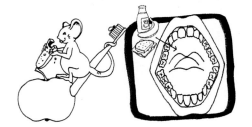
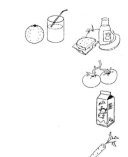

Angebot 6
Kauversuche (2)

1. Wie fühlt sich das **Brot** kurz vor dem Schlucken im Mund an? Kreise ein!

    wie Brei

    wie kleine Stückchen

    fast aufgelöst

2. Wie oft musst du bis zum Schlucken kauen? _____ mal

3. Wie schmeckt dir das Brot?

    _____

    _____

1. Wie fühlt sich der **Keks** kurz vor dem Schlucken im Mund an? Kreise ein!

    wie Brei

    wie kleine Stückchen

    fast aufgelöst

2. Wie oft musst du bis zum Schlucken kauen? _____ mal

3. Wie schmeckt dir der Keks?

    _____

    _____

1. Wie fühlt sich die **Schokolade** kurz vor dem Schlucken im Mund an? Kreise ein!

    wie Brei

    wie kleine Stückchen

    fast aufgelöst

2. Wie oft musst du bis zum Schlucken kauen? _____ mal

3. Wie schmeckt dir die Schokolade?

    _____

    _____

1. Wie fühlt sich die **Banane** kurz vor dem Schlucken im Mund an? Kreise ein!

    wie Brei

    wie kleine Stückchen

    fast aufgelöst

2. Wie oft musst du bis zum Schlucken kauen? _____ mal

3. Wie schmeckt dir die Banane?

    _____

    _____

„...er hat überhaupt **nicht** gebohrt!"

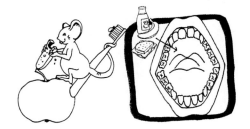

Angebot 7

Wortarten (1)
Mit Lernwörtern arbeiten (1)

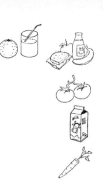

 So geht es: 1. Lies die Lernwörter zur Zahn-Werkstatt im Kasten.
2. Bearbeite anschließend so viele Aufgaben wie möglich.

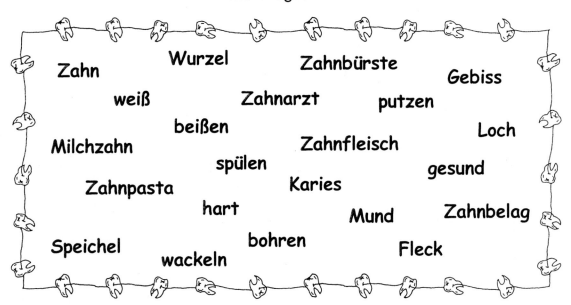

Zahn Wurzel Zahnbürste Gebiss
weiß Zahnarzt putzen
beißen Loch
Milchzahn Zahnfleisch
spülen gesund
Zahnpasta Karies
hart Mund Zahnbelag
Speichel bohren Fleck
wackeln

1. Unterstreiche alle **Nomen** (Namenwörter) im Kasten **blau**. Es sind 14.

2. Unterstreiche alle **Verben** (Tuwörter) im Kasten **rot**. Es sind 5.

3. Unterstreiche alle **Adjektive** (Wiewörter) im Kasten **gelb**. Es sind 3.

4. Schreibe alle **Nomen** aus dem Kasten mit **Artikel** (Begleiter) auf:

_____
_____
_____
_____
_____
_____
_____

„...er hat überhaupt **nicht** gebohrt!"

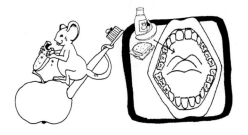

Angebot 7
Wortarten (2)
Mit Lernwörtern arbeiten (2)

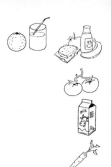

5. Von welchen Nomen kann man nicht die Mehrzahl bilden? Es sind 3.

_____

_____

_____

6. Schreibe alle Verben aus dem Kasten auf. Es sind 5.

_____

_____

_____

_____

_____

7. Schreibe alle Adjektive aus dem Kasten auf. Es sind 3.

_____

_____

_____

8. Verändere die Verben:

putzen

ich _____

du _____

beißen

ich _____

du _____

spülen

ich _____

du _____

wackeln

ich _____

du _____

bohren

ich _____

du _____

essen

ich _____

du _____

„...er hat überhaupt **nicht** gebohrt!"

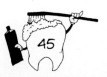

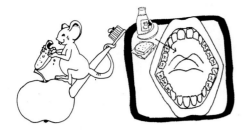

Angebot 7
Wortarten (3)
Mit Lernwörtern arbeiten (3)

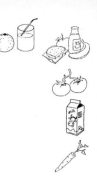

9. Suche zu jedem Adjektiv (Wiewort) das Gegenteil:

weiß – _____

hart – _____

gesund – _____

10. Finde noch weitere Gegenteilpaare:

_____ – _____

_____ – _____

_____ – _____

11. Bilde Sätze mit den Lernwörtern aus dem Kasten und schreibe sie auf:

„...er hat überhaupt **nicht** gebohrt!"

EINE WERKSTATT ZUR ZAHNGESUNDHEIT

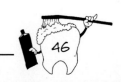

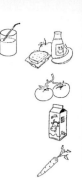

Angebot 7
Abschreiben
Mit Lernwörtern arbeiten (4)

 Das brauchst du: Schreibblatt

 So geht es:
1. Lies den Text zweimal halblaut.
   Der Text ist in zwei Teile aufgeteilt.
   Überlege dir, ob du nur bis zum Strich oder den ganzen Text schreiben willst. Nach dem Strich kommen etwas schwierigere Wörter.
2. Markiere bei allen Wörtern die Stellen, die für dich besonders schwierig sind.

Beim Zahnarzt

Ich war beim Zahnarzt. Er hat meine Zähne untersucht
und das Zahnfleisch angeschaut.
Weil ich meine Zähne gut putze, lobte er mich sehr.
Der Zahnarzt sagte: „Dein Gebiss ist ganz gesund,
du hast einen Wackelzahn, der sicher bald
von der Zahnfee geholt wird."

Ich durfte den Mund ausspülen und bekam
einen Zahnputzbecher, eine Zahnbürste
und Zahnpasta geschenkt.
Die Zahnarzthelferin überreichte mir eine Urkunde.
Auf der Urkunde stand: Du bist ein guter Zähneputzer!

 So schreibst du richtig ab:
1. Merke dir einen Teil des ersten Satzes, drehe das Arbeitsblatt um und schreibe den gemerkten Teil auf das Schreibblatt.
2. Arbeite so bis zum Textende weiter.
3. Lege dein Schreibblatt neben dein Arbeitsblatt und vergleiche Wort für Wort.
4. Markiere mit einem farbigen Stift die Fehler und schreibe das Wort noch einmal richtig.

„...er hat überhaupt nicht gebohrt!"

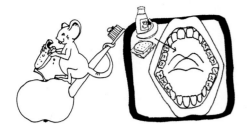

Angebot 7
Lückentext (1)
Mit Lernwörtern arbeiten (5)

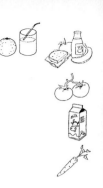

 Das brauchst du: einen Partner, Schere, Kleber

 So geht es:
1. Lest den Lückentext.
2. Schneidet die Wörter unten im Kasten aus und klebt sie in die richtige Lücke (jeder für sich).
3. Vergleicht eure Ergebnisse und arbeitet dann mit Arbeitsblatt 2 weiter.

Beim _____

Ich war beim _____ . Er hat meine _____ untersucht

und das _____ angeschaut.

Weil ich meine _____ gut _____ , lobte er mich sehr.

Der _____ sagte: „Dein _____ ist ganz _____ ,

du hast einen _____ , der sicher bald von der Zahnfee

geholt wird."

Ich durfte den _____ _____ und bekam einen _____ ,

eine _____ und _____ geschenkt.

Die _____ überreichte mir eine Urkunde.

Auf der Urkunde stand: Du bist ein guter Zähneputzer!

ausspülen	Zahnarzt	Zähne	Zahnbürste
Zahnarzt	gesund	Wackelzahn	Zahnarzt
Mund	Gebiss	Zähne	Zahnpasta	putze
Zahnputzbecher	Zahnfleisch	Zahnarzthelferin

„...er hat überhaupt **nicht** gebohrt!"

EINE WERKSTATT ZUR ZAHNGESUNDHEIT

48

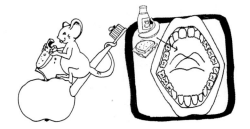

Angebot 7
Lückentext (2)
Mit Lernwörtern arbeiten (6)

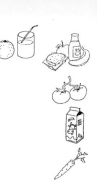

 Das brauchst du: einen Partner, das schon bearbeitete Arbeitsblatt des Angebotes „Lückentext (1) Mit Lernwörtern arbeiten (5)"

 So geht es:
1. Ein Partner liest den Text auf dem Arbeitsblatt „Lückentexte (1)" vor, der andere schreibt die Lückenwörter auswendig in die Lücken.
2. Wenn alle Wörter geschrieben sind, tauscht ihr. Jetzt schreibt der Partner, der vorher gelesen hat.
3. Am Ende vergleicht ihr eure Texte mit der Vorlage und verbessert die Fehler.

Beim _____

Ich war beim _____ . Er hat meine _____ untersucht und das _____ angeschaut.

Weil ich meine _____ gut _____ , lobte er mich sehr.

Der _____ sagte: „Dein _____ ist ganz _____ , du hast einen _____ , der sicher bald von der Zahnfee geholt wird."

Ich durfte den _____ _____ und bekam einen _____ , eine _____ und _____ geschenkt.

Die _____ überreichte mir eine Urkunde.

Auf der Urkunde stand: Du bist ein guter Zähneputzer!

„...er hat überhaupt **nicht** gebohrt!"

EINE WERKSTATT ZUR ZAHNGESUNDHEIT

49

Angebot 7
Übungstexte
Mit Lernwörtern arbeiten (7)

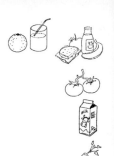

Ich putze meine Zähne

Zuerst drücke ich etwas Zahnpasta auf die Zahnbürste.

Mit Wasser mache ich die Bürste nass.

Ich bürste meine Zähne drei Minuten oben und unten.

Danach spüle ich den Mund und die Zahnbürste aus.

Ich trockne mir den Mund ab.

Zum Schluss setze ich die Zahnbürste in den Zahnbecher.

Mein erster Wackelzahn

Eines Morgens war mein erster Schneidezahn unten locker.

Als ich mein Brötchen essen wollte, fing er an zu wackeln.

In der Schule habe ich immer mit der Zunge an meinem Zahn gewackelt.

Auf einmal stand der Zahn schief.

Ich habe ihn gedreht und plötzlich hatte ich ihn in der Hand.

Zu Hause habe ich den Zahn in eine Zahnschachtel gelegt.

Beim Zahnarzt

Ich war beim Zahnarzt.

Er hat meine Zähne untersucht und das Zahnfleisch angeschaut.

Weil ich meine Zähne gut putze, lobte er mich sehr.

Der Zahnarzt sagte: „Dein Gebiss ist ganz gesund, du hast einen Wackelzahn, der sicher bald von der Zahnfee geholt wird."

Ich durfte den Mund ausspülen und bekam einen Zahnputzbecher, eine Zahnbürste und Zahnpasta geschenkt.

Die Zahnarzthelferin überreichte mir eine Urkunde.

Auf der Urkunde stand: Du bist ein guter Zähneputzer!

„...er hat überhaupt nicht gebohrt!"

EINE WERKSTATT ZUR ZAHNGESUNDHEIT

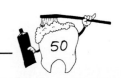

50

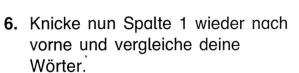

Angebot 7
Spalten (1)
Mit Lernwörtern arbeiten (8)

 Das brauchst du:

Arbeitsblatt „Spalten (2)"

 So geht es:

1. Lies die Lernwörter in der ersten Spalte.
2. Markiere die Stellen in den Wörtern, die du schwierig findest.
3. Lies das erste Wort in Spalte 1 – merke es dir – knicke Spalte 1 nach hinten.
4. Schreibe das gemerkte Wort in Spalte 2.
5. Arbeite so mit allen Wörtern in Spalte 1.
6. Knicke nun Spalte 1 wieder nach vorne und vergleiche deine Wörter.
7. Wenn du Fehler gemacht hast, schreibe das Wort noch einmal richtig in Spalte 3.

 TIPP: Auf diese Weise kannst du auch andere Lernwörter üben, bei denen du häufig Fehler machst. Du benötigst dann ein leeres Spaltenblatt, in das du die Wörter einträgst. Lass die Spalte 1 dann von einem Erwachsenen kontrollieren, damit du keine Fehler einübst.

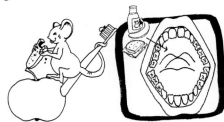

Angebot 7
Partnerdiktat
Mit Lernwörtern arbeiten (9)

 Das brauchst du:

einen Partner, einen der Übungstexte, Schreibblatt

 So geht es:

1. Lest euch einen Übungstext halblaut vor.
2. Markiere die Stellen in den Wörtern, die du schwierig findest.
3. Der Partner diktiert den ersten Satz oder ein Stück davon und passt auf, was der andere schreibt. Sobald der Schreiber einen Fehler macht, unterbricht der Diktierer ihn mit „stopp".
4. Der Schreiber versucht das Wort richtig zu schreiben.
5. So werden alle Sätze des Textes diktiert und geschrieben.
6. Nun wird getauscht: der Schreiber diktiert und der Diktierer schreibt.
7. Dann kontrollieren beide Partner ihre Texte und markieren die Fehler.
8. Jeder schreibt die falsch geschriebenen Wörter noch einmal richtig.

„...er hat überhaupt nicht gebohrt!"

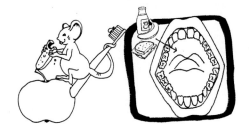
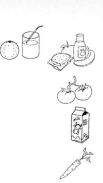

Angebot 7
Spalten (2)
Mit Lernwörtern arbeiten (10)

Spalte 1	Spalte 2	Spalte 3
Zahn		
Zahnarzt		
Zahnbelag		
Zahnbürste		
Zahnfleisch		
Zahnpasta		
Milchzahn		
Mund		
Karies		
Loch		
Fleck		
Speichel		
Wurzel		
Gebiss		
gesund		
hart		
weiß		
wackeln		
beißen		
spülen		
bohren		
putzen		

„...er hat überhaupt nicht gebohrt!"

EINE WERKSTATT ZUR ZAHNGESUNDHEIT

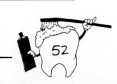

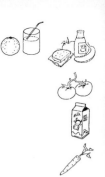

Angebot 7

Schleichdiktat

Mit Lernwörtern arbeiten (11)

 Das brauchst du:

einen der Übungstexte, Schreibblatt

 So geht es:

1. Lies den Text, zweimal halblaut.
2. Markiere die Stellen in den Wörtern, die du schwierig findest.
3. Lege den Text ein Stück entfernt von deinem Schreibplatz auf die Fensterbank oder auf einen anderen Tisch.
4. Merke dir einen Teil des ersten Satzes oder sogar den ganzen Satz.
5. Schleiche an deinen Platz. Schreibe auf, was du dir gemerkt hast.
6. Schleiche zum Text zurück und merke dir das nächste Stück.
7. So arbeitest du, bis du den gesamten Text geschrieben hast.
8. Nun holst du die Textvorlage an deinen Arbeitsplatz und vergleichst sie mit deinem Text.
9. Markiere und verbessere die Fehler.

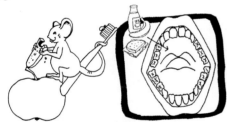

Angebot 7

Dosendiktat

Mit Lernwörtern arbeiten (12)

 Das brauchst du:

einen der Übungstexte, Schreibblatt, Schere, Dose mit Deckel

 So geht es:

1. Lies den Text, zweimal halblaut.
2. Markiere schwierige Stellen.
3. Schneide die Überschrift ab.
4. Merke dir die Überschrift und lege den Streifen in die Dose.
5. Schreibe die Überschrift auswendig auf dein Schreibblatt.
6. Schneide den ersten Satz ab. Merke dir so viel wie möglich und schneide den Teil, den du dir gemerkt hast ab.
7. Lege diesen Teilstreifen in die Dose und schreibe den gemerkten Teil auf.
8. Arbeite so weiter, bis du den ganzen Text aufgeschrieben und in die Dose gelegt hast.
9. Öffne die Dose, lege den Text wieder zusammen und vergleiche ihn mit deinem Text.
10. Markiere und verbessere die Fehler.

„...er hat überhaupt **nicht** gebohrt!"

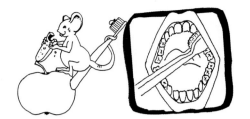

Angebot 1
Zahnpflege

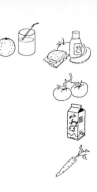

 So geht es: 1. Lies den Text und fülle die Formel unten aus.

In unserem Mund gibt es viele unterschiedliche **Bakterien**. Sie gehören dorthin, sind wichtig und halten sich gegenseitig in Schach. Wenn wir etwas essen, nehmen bestimmte Bakterien den **Zucker**, auch den versteckten Zucker in Ketchup, Salatsauce und Wurst auf. Sie bauen damit den **Zahnbelag**, den man auch „**Plaque**" nennt auf den Zähnen auf.
In der Plaque sitzen besonders viele Bakterien und bilden **Säure**. Diese Säure entkalkt den harten Zahnschmelz, bis irgendwann nach Wochen oder Monaten ein **Loch (Karies)** entsteht, wenn die Plaque nicht entfernt wurde.

Der Reparaturmechanismus des Speichels kann nämlich nur bei plaquefreien Zähnen wirken.

Je häufiger die Bakterien Zucker bekommen und je mehr **Zeit** vergeht, bis die Zähne geputzt werden, desto mehr können die Bakterien zerstören.

Es gibt nur zwei Möglichkeiten dem Säureangriff der Bakterien, der zu Karies führt, zu entkommen:

1. Den Zahnbelag (Plaque) zweimal am Tag (morgens und abends) entfernen.
2. So wenig zuckerhaltige Lebensmittel essen und trinken wie möglich.

Du kennst nun die Formel, die zu Karies führt:

Zähne + B_____ + Z_____ ⇨ P_____

Plaque + Z_____ ⇨ K_____

Setze ein: Bakterien, Plaque, Karies, Zeit, Zucker

„...er hat überhaupt **nicht** gebohrt!"

EINE WERKSTATT ZUR ZAHNGESUNDHEIT

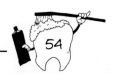

54

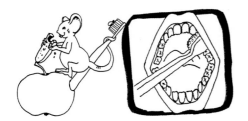

Angebot 2
Säureschutztest

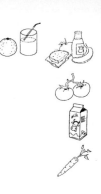

 Das brauchst du: 2 braune Eier, Glas, Eierbecher, Essig, fluoridhaltiges Gel, Gelee oder Tinktur (= Säureschutzgel)

 So geht es: Lies den Text und führe den Versuch durch.

Speisereste und Zucker werden durch Bakterien im Zahnbelag (Plaque) zu Säure umgewandelt. Die Säure greift den Zahnschmelz an und zerstört ihn.
Wie diese Zerstörung aussehen kann, kannst du in einem Versuch beobachten.
Natürlich kannst du den Versuch nicht mit deinen Zähnen durchführen. Du benötigst dazu ein braunes Ei, denn die Eierschale ist ähnlich aufgebaut wie dein Zahnschmelz.

1. Nimm ein braunes Ei und lege es zwei Tage in Essig. Das Glas mit dem Essig muss größer als das Ei sein, da sich das Ei noch etwas ausdehnt. Außerdem solltest du das Glas wegen des Essiggeruches abdecken. Beim Herausnehmen musst du besonders vorsichtig sein und es unter fließendem Wasser abwaschen.

   Was ist nach zwei Tagen passiert?

   _____

   _____

2. Bestreiche die untere Hälfte des zweiten Eies dick mit dem Säureschutzgelee und stelle es mit der bestrichenen Seite nach unten in den Eierbecher. Warte 5 Minuten.

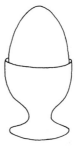

3. Lege das Ei anschließend längere Zeit in das Glas mit Essig.

   Was beobachtest du?

   _____

   _____

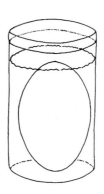

„...er hat überhaupt nicht gebohrt!"

EINE WERKSTATT ZUR ZAHNGESUNDHEIT

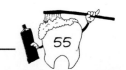

55

Angebot 3

KAI – Zahnputztechnik

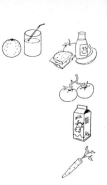

 Lisa und Tom lernen richtiges Zähneputzen mit der KAI-Technik.

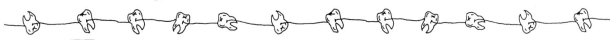

 So geht es: 1. Lies dir die KAI-Zahnputztechnik gut durch und schau dir die Abbildungen dazu genau an.
2. Übe diese Technik. Lass dir zu Hause von deinen Eltern helfen.

1. K = Kauflächen

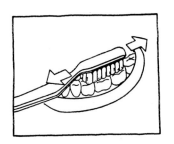

Zuerst kommen die Kauflächen (Oberflächen) an die Reihe. Dabei bewege ich die Zahnbürste hin und her. Ich fange immer am letzten Zahn an. Erst links oben, dann links unten, dann rechts oben und dann rechts unten.
Bitte keinen Zahn vergessen!

2. A = Außenflächen

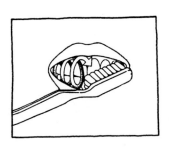

Zum Saubermachen der Außenflächen muss ich die Schneidezähne aufeinander stellen.
Ich beginne auf der Außenseite des letzten Backenzahnes und bürste mit 10 kleinen kreisenden Bewegungen auf der Stelle und putze zu den Schneidezähnen hin. Wenn ich die rechte Seite geputzt habe, wende ich die Zahnbürste und putze die linke Seite genauso.

3. I = Innenflächen

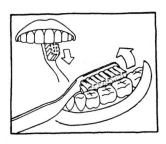

Die Innenflächen putze ich wie die Außenflächen, aber jetzt muss ich den Mund ganz weit aufmachen. Ich putze wieder von den Backenzähnen zu den Schneidezähnen. Bei den Innenseiten der vorderen Schneidezähne muss ich die Bürste senkrecht festhalten.

Spüle immer gut mit Wasser nach!

„...er hat überhaupt **nicht** gebohrt!"   EINE WERKSTATT ZUR ZAHNGESUNDHEIT

Angebot 4

Gesunde Zähne

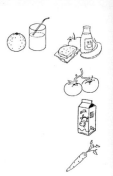

 Das brauchst du: leeres Schreibblatt

 So geht es:
1. Lies dir die Sätze auf dem Info-Blatt durch.
2. Schreibe alle Sätze die richtig sind, auf dein Schreibblatt.
3. Schneide die Bilder aus und klebe sie zu den passenden Sätzen auf dein Schreibblatt.

- Ich besuche zweimal im Jahr meinen Zahnarzt.
- Ich esse (zahn-)gesunde Lebensmittel.
- Wenn ich Süßigkeiten esse, dann nicht so viele und nicht so oft.
- Regelmäßig kaufe ich eine neue Zahnbürste.
- Nach dem Zähneputzen esse ich als Belohnung immer Süßes.
- Ich putze die Zähne mit einer fluoridhaltigen Zahnpasta.
- Ich putze die Zähne morgens nach dem Frühstück und abends vor dem Schlafengehen.
- Ich putze die Zähne zügig, damit ich schnell fertig bin.

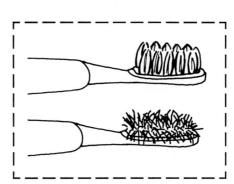
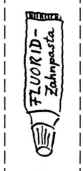
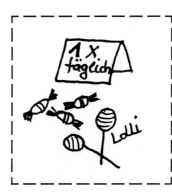
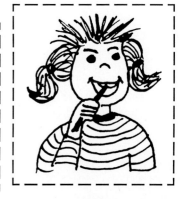
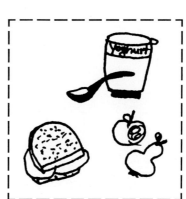
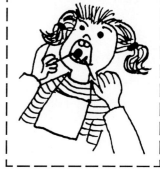

„...er hat überhaupt nicht gebohrt!"

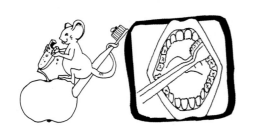
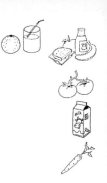

Angebot 5

Eine Zahnspangen-Geschichte (1)

 Das brauchst du: einen gewaschenen Korken

 So geht es: Lies die Geschichte leise. Lies anschließend den Text laut mit einem Korken im Mund.

Wie jeden Morgen beginnt der Unterricht der Klasse 2b mit einem Lied. Die Kinder stehen im Kreis und singen mit Frau Berger, ihrer Klassenlehrerin, ein Begrüßungslied. Lisa singt nicht mit. Frau Berger denkt: „Lisa hat vielleicht Halsschmerzen." In der Mathematikstunde ist Lisa ganz still. Sonst zeigt sie eigentlich immer auf, aber heute hebt sie ihren Finger kein einziges Mal. Frau Berger wundert sich und denkt: „Lisa wird krank – sie sieht auch ein wenig unglücklich aus."

In der nächsten Stunde haben die Kinder Sprachunterricht.
Die Klasse sitzt im Kreis. Jeder hat sein Lieblingsbuch mitgebracht und liest etwas daraus vor. Auch in dieser Stunde meldet sich Lisa nicht. Frau Berger wundert sich, denn Lisa gehört zu den besten Vorleserinnen der Klasse. Frau Berger möchte Lisa aufmuntern und nimmt sie einfach dran: „Lisa, du hast heute noch gar nichts gesagt, lies uns doch einmal etwas aus deinem Lieblingsbuch vor."
Lisa schaut einen Moment ganz erschreckt und ängstlich.

Doch dann öffnet sie ihr Buch und beginnt zu lesen. Noch während Lisa den ersten Satz liest, fangen einige Kinder an zu lachen. Immer mehr Kinder lassen sich anstecken und schließlich lacht die ganze Klasse über Lisa. Lisa hat längst aufgehört zu lesen und angefangen zu weinen.

Frau Berger ruft ein lautes und ärgerliches „Ruhe" in die Runde und die Kinder werden leise. Bei ihrem Lachen ist ihnen gar nicht aufgefallen, dass Lisa weint. Doch jetzt, als alle leise und ein wenig ängstlich zu Frau Berger schauen, hören sie deutlich wie Lisa schluchzt. Frau Berger hat Lisa in den Arm genommen und spricht leise mit ihr. Nach einer Weile hört Lisa auf zu weinen und putzt sich die Nase. Die Kinder schauen verlegen auf ihre Schuhe.

Lisas beste Freundin Lena sagt: "Es tut mir Leid, Lisa ich wollte dich nicht auslachen. Aber es klang so lustig, als du vorgelesen hast, da musste ich einfach lachen". Auch Jens entschuldigt sich und sagt: „Warum hast du denn nicht erzählt, dass du eine Zahnspange hast."

„...er hat überhaupt **nicht gebohrt!**"

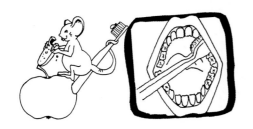
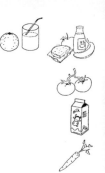

Angebot 5
Eine Zahnspangen-Geschichte (2)

Lisa nimmt die Zahnspange aus dem Mund und erzählt, dass sie gedacht hat, alle Kinder würden sie auslachen und dann ist es ja auch so gekommen.

Die Kinder erklären Lisa, dass sie nicht gelacht hätten, wenn sie es gewusst hätten. Niemand wollte Lisa ärgern. Frau Berger erklärt der Klasse, wozu eine Zahnspange gut ist und das Lisa dadurch das Sprechen schwerer fällt und viele Wörter lustig klingen. Sie bittet die Kinder, darüber nicht mehr zu lachen. Die Kinder verstehen das, würden am liebsten aber alle auch mal eine Zahnspange ausprobieren.

Da hat Frau Berger eine gute Idee. Sie geht zum Schrank und holt aus der Bastelkiste für jedes Kind einen Korken. Die Kinder spülen die Korken mit Wasser ab und stecken ihn in den Mund. Frau Berger erklärt, dass sie jetzt wahrscheinlich die gleiche Mühe hätten zu sprechen wie Lisa mit der Zahnspange. Nun liest jedes Kind seinen Text noch einmal mit dem Korken im Mund vor. Das klingt manchmal so komisch, dass sie wieder lachen müssen, sogar Frau Berger. Dieses Mal lacht aber auch Lisa mit.

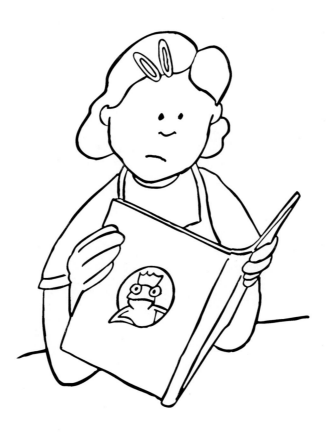

„...er hat überhaupt **nicht** gebohrt!"

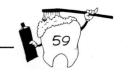

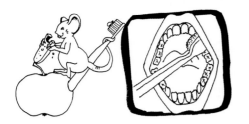
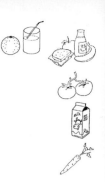

Angebot 6
Zahnspangen

 So geht es:
1. Lies den Infotext über die Zahnspange.
2. Überlege, welche der Sätze zutreffen. Male das passende Gesicht in den Kreisen an.

Nicht immer wachsen die Zähne schön und gerade. Angeborene Kieferfehlbildungen oder falsches Verhalten wie Daumenlutschen kann eine Behandlung der Zahnstellung nötig machen. Diese Aufgabe übernimmt der Kieferorthopäde. Eine häufig angewendete Behandlungsform ist das Tragen einer Zahnspange oder Zahnklammer.
Die Behandlung beginnt meistens, wenn das Kind schon die ersten bleibenden Zähne hat. Eine Zahnspange kann fest auf den Zähnen sitzen oder herausnehmbar sein, je nachdem welche Behandlung nötig ist. Die Veränderung der Zahnstellung dauert mehrere Jahre.

Das stimmt nicht!

Das stimmt!

1. Eine Zahnspange bringt schief stehende Zähne in die richtige Stellung.

2. Häufig führt eine Zahnspange dazu, dass die Kinder beim Tragen der Zahnspange etwas undeutlicher sprechen.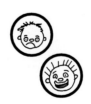

3. Manchmal werden Kinder mit Zahnspangen ausgelacht oder geärgert – solches Verhalten ist dumm und gemein.

4. Wer eine Zahnspange bekommt, muss sie mehrere Jahre tragen.

5. Manchmal schmerzen die Zähne und das Zahnfleisch nach dem Verstellen der Zahnspange.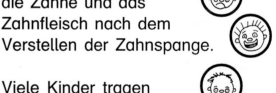

6. Viele Kinder tragen Zahnspangen nur, um anzugeben.

7. Für die Veränderung der Zahnstellung braucht man viel Geduld und Ausdauer.

8. Eine herausnehmbare Zahnspange muss täglich gut geputzt werden.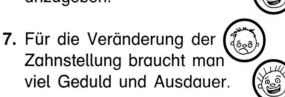

„…er hat überhaupt **nicht gebohrt**!"

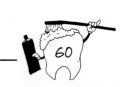

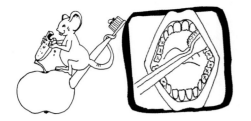

Angebot 7
Sachrechnen Zahnpflege

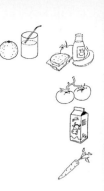

 Das brauchst du: Rechenblatt

 So geht es:
1. Schau dir die Gegenstände und die Preise an.
2. Rechne die Aufgaben unten aus.

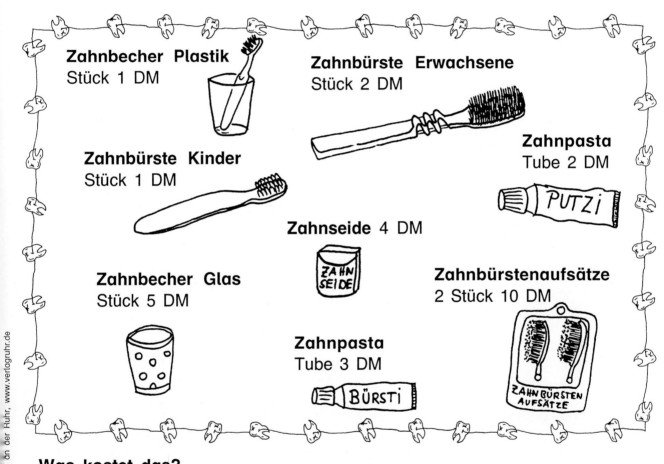

Zahnbecher Plastik — Stück 1 DM
Zahnbürste Erwachsene — Stück 2 DM
Zahnbürste Kinder — Stück 1 DM
Zahnpasta — Tube 2 DM
Zahnseide 4 DM
Zahnbecher Glas — Stück 5 DM
Zahnbürstenaufsätze — 2 Stück 10 DM
Zahnpasta — Tube 3 DM

Was kostet das?

1. Vanessa kauft ein: eine Tube Putzi, 2 Zahnbürsten für Mama und Papa, eine Zahnbürste für sich.

2. Tina kauft 2 Zahnbecher aus Plastik und eine Packung Zahnbürstenaufsätze für die elektrische Zahnbürste.

3. Klaus soll Zahnpasta, Zahnseide und eine Kinderzahnbürste kaufen. Klaus hat 10 DM. Wie viel Geld bekommt er zurück?

4. Erfinde selber Aufgaben.

„...er hat überhaupt **nicht** gebohrt!"

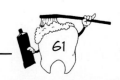

Angebot 8
Zähne putzen
Legeaufgabe

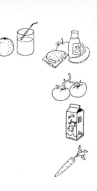

 Lisa und Tom legen Aufgaben mit Plättchen.

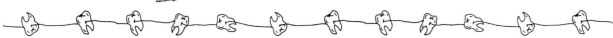

 Das brauchst du: 20 Rechenplättchen, Bleistift

 So geht es: Betrachte das Bild mit den 4 Waschbecken. Lies die Aufgaben, lege mit Plättchen und schreibe die Lösung auf.

20 Kinder wollen die Zähne putzen.

1. An jedem Waschbecken stehen gleich viele Kinder.
   Wie viele sind es insgesamt?

   _____ Kinder

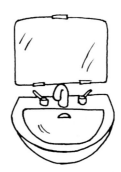

2. Am 1. Waschbecken stehen 8 Kinder, an den anderen Waschbecken stehen jeweils halb so viele Kinder.
   Wie viele sind es insgesamt?

   _____ Kinder

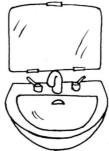

3. Am 1. Waschbecken stehen 3 Kinder, am 2. Waschbecken stehen doppelt so viele Kinder, am 3. Waschbecken stehen 5 Kinder. Wie viele Kinder stehen am 4. Waschbecken?
   Wie viele sind es insgesamt?

   _____ Kinder

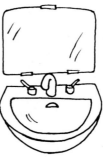

„...er hat überhaupt **nicht** gebohrt!"

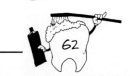

Angebot 1

Geräte zur Vorsorge

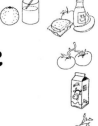

 Das brauchst du: Arbeitsblatt, Bleistift

 So geht es:
1. Lies dir die Sätze aufmerksam durch.
2. Schreibe die fett gedruckten Wörter der Sätze auf die Linien unter die aufgemalten Untersuchungs- und Behandlungsgeräte.

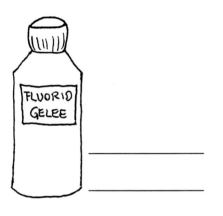

Der Zahnarzt kann mit dem **Mundspiegel** die Zähne von allen Seiten ansehen.
Er prüft, ob die Zähne sauber sind. „Weiße Flecken" am Zahnhals zeigen, ob dem Zahn wichtige Mineralstoffe entzogen wurden. Mit der **Sonde** kann er die Zähne abtasten. Ein Ende der Sonde ist spitz wie ein gebogener Zahnstocher.
Mit dem **Polierbürstchen**, dem **Polierkelch** und **Polierpaste** poliert er die Zahnoberflächen. Der Zahnarzt trägt eventuell **Fluoridgel** auf, um den Zahnschmelz zu härten und „weiße Flecken" zu reparieren.

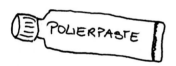

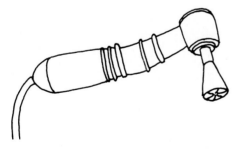   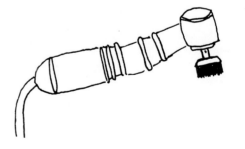

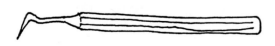   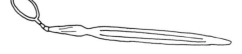

„...er hat überhaupt **nicht** gebohrt!"

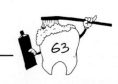

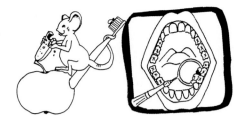

Angebot 2
Geräte zur Zahnbehandlung

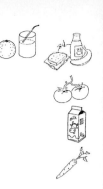

 So geht es: Verbinde die Geräte zur Zahnbehandlung mit dem passenden Text.

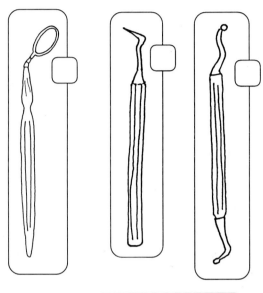

Der Zahnarzt kann mit dem **Mundspiegel** die Zähne von allen Seiten ansehen.

Mit der **Sonde** kann er die Zähne nach Löchern abtasten.

Kariesbefallene Stellen entfernt der Zahnarzt mit einem **Bohrer**.

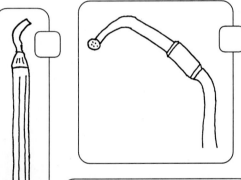

Dabei werden mit einer **Pinzette** Watteröllchen in den Mund gelegt und wieder entfernt.

Mit einem **Speichelsauger** saugt die Zahnarzthelferin Speichel, das Wasser des Bohrers und Zahnreste aus der Mundhöhle.

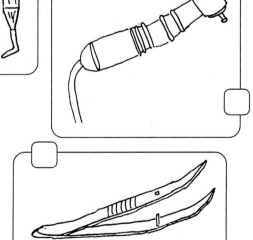

Mit einem **Spatel** oder einem **Stopfer** drückt der Zahnarzt die Füllungen in die gebohrten und gesäuberten Löcher. Die beiden Enden des Spatels sind platt wie ein Spachtel und unterschiedlich breit. An den beiden Enden des Stopfers befinden sich unterschiedlich große Kügelchen.

„...er hat überhaupt **nicht** gebohrt!"

EINE WERKSTATT ZUR ZAHNGESUNDHEIT

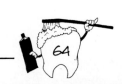

Angebot 3

Lisa geht zur Zahnärztin

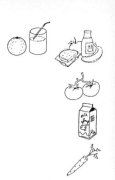

 Lisa geht zweimal im Jahr zur Kontrolle zur Zahnärztin.
Wenn die Zähne regelmäßig untersucht werden, kann die Zahnärztin die Zähne schützen.

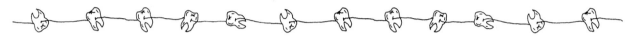

 Das brauchst du: leeres Blatt, Schere, Kleber

 So geht es:
1. Schneide die Textstreifen aus.
2. Lies die Streifen und klebe sie in der richtigen Reihenfolge auf dein leeres Blatt.
3. Kontrolliere mit dem Kontrollblatt.

Lisa geht mit Mama zur Zahnärztin. Dort hat sie für heute einen Termin.

Lisa setzt sich auf den bequemen Stuhl. Die Zahnarzthelferin legt ihr eine Serviette um.

Lisa muss zunächst noch kurz im Wartezimmer warten.

Die Zahnarzthelferin nimmt Lisa die Serviette ab. Fertig!

Mit einem kleinen Spiegel schaut die Zahnärztin in Lisas Mund und tastet mit einer Sonde die Zähne ab. Lisa schaut mit einem Handspiegel zu.

Die Zahnärztin kommt, begrüßt Lisa und wäscht sich die Hände.

Dann ruft die Sprechstundenhilfe sie auf und bringt sie ins Sprechzimmer.

Außerdem erklärt sie Lisa, wie wichtig es ist, abends vor dem Schlafengehen die Zähne ganz gründlich zu putzen und sich von Mama helfen zu lassen.

Die Zahnärztin entdeckt bei Lisa einen weißen Fleck am Zahnhals.

Die Zahnärztin verabschiedet sich von Lisa, sie muss zum nächsten Patienten.

Sie zeigt Lisa den Fleck im Spiegel und erklärt ihr, wie es dazu gekommen ist. Danach repariert sie den weißen Fleck mit einem Fluorid-Gel und bestreicht auch die anderen Zähne damit.

„...er hat überhaupt **nicht** gebohrt!"

Angebot 4
Eine Bildergeschichte

 Tom hat einen Zettel vom Schulzahnarzt bekommen. Jetzt muss er zum Zahnarzt gehen. In der Schule erzählt er von seinem aufregenden Zahnarztbesuch.

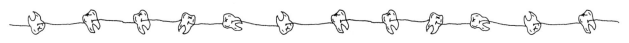

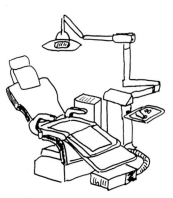

 Das brauchst du: Schreibblatt

 So geht es: Schreibe und male eine Bildergeschichte von deinem letzten Zahnarztbesuch.

Angebot 5
Zahn-Klappkarte

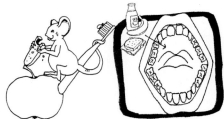

 Das brauchst du: weiße Pappe oder Fotokarton (DIN A4), Ausschneidebogen, Schere, Kleber, Buntstifte, Vorlage eines Zahnes (z.B. aus einem Sachbuch)

 So geht es:
1. Klebe den Ausschneidebogen auf die weiße Pappe.
2. Schneide die Umrisse des Zahnes aus.
3. Falte den Zahn an der gestrichelten Linie zusammen.
4. Schneide den schraffierten Teil aus.
5. Jetzt kannst du das Innere des Zahnes ausmalen. (Die Vorlage aus einem Sachbuch hilft dir dabei.)

„...er hat überhaupt **nicht** gebohrt!"

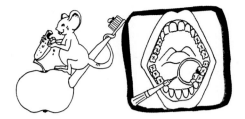

Angebot 5 (Ausschneidebogen)
Zahn-Klappkarte

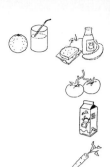

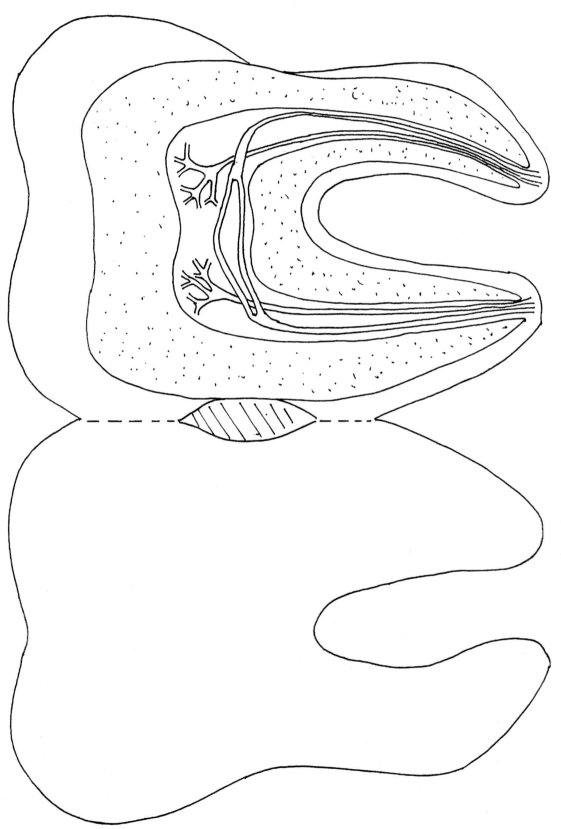

„...er hat überhaupt **nicht** gebohrt!"

EINE WERKSTATT ZUR ZAHNGESUNDHEIT

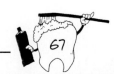

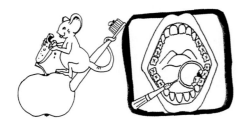
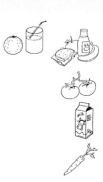

Angebot 6
Zahnschmerzen

 So geht es:
1. Lies, wie die Geschichte mit Michel und Lina aus Lönneberga von Astrid Lindgren beginnt.
2. Schau dir das Bild an. Du kannst dort sehen, welche Idee Michel hat.
3. Schreibe die Geschichte weiter.
4. Stelle deine Geschichte in der Leserunde vor.

TIPP: Lies doch mal das Buch „Immer dieser Michel" von Astrid Lindgern aus dem Oetinger Verlag. Hier erfährst du noch mehr über die lustigen Streiche des kleinen Michels.

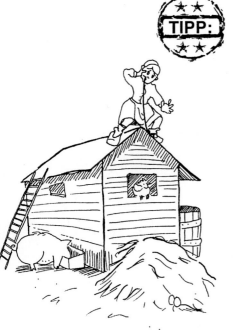

Als Michel nach Hause kommt, entdeckt er die traurige Lina auf der Küchentreppe. Lina beklagt sich bitterlich über Zahnschmerzen. Auch Alfred und Klein-Ida wissen nicht weiter. Michel grübelt und grübelt. Da Michel ein besonders pfiffiger Junge ist, hat er schon einen Plan.
„Wir stellen dich auf ..."

_____
_____
_____
_____
_____
_____
_____
_____

„...er hat überhaupt **nicht gebohrt**!"

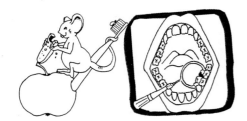

Angebot 7
Sprechstundenzeiten

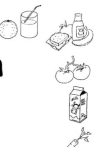

 Lisa und Tom wollen zum Zahnarzt. Sie lesen, wann der Zahnarzt Sprechstunde hat.

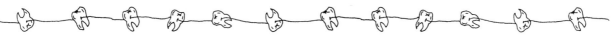

 Das brauchst du: Rechenblatt

 So geht es: Lies das Schild und die Aufgaben und berechne die Zeiten.

Dr. Fritz Oberkiefer

Zahnarzt

Sprechzeiten: Mo, Di, Do   9.00 - 12.00 Uhr
                             15.00 - 18.00 Uhr

                Mi   9.00 - 12.00 Uhr

                Fr   9.00 - 13.00 Uhr

Wie viele Stunden hat Dr. Fritz Oberkiefer seine Praxis geöffnet?

1. am Dienstag _____

2. am Mittwoch _____

3. am Samstag _____

4. am Sonntag _____

5. in der Woche vormittags _____

6. in der Woche nachmittags _____

7. in der Woche vormittags und nachmittags _____

8. Erfinde selbst Aufgaben.

„...er hat überhaupt **nicht** gebohrt!"

EINE WERKSTATT ZUR ZAHNGESUNDHEIT

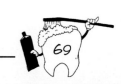

Angebot 8 (Rätselaufgabe)

Zahnwörter – Rätsel (1)

 So geht es: 1. Lies den ersten Satz auf dem Arbeitsblatt.
2. Trage deine Lösung bei Nummer 1 in das Rätsel ein.
   Schreibe nur Großbuchstaben in Druckschrift.
   Ü = 1 Großbuchstabe
3. Bearbeite so alle 14 Rätselaufgaben.
4. Du erhältst ein Lösungswort. Male es.

1. Er sorgt für deine gesunden Zähne und behandelt sie, wenn es nötig ist.
2. Das ist ein anderes Wort für Zahnfäule.
3. Er schützt, spült und repariert die Zähne.
4. Darin sitzen die Zähne. Es ist rot.
5. Sie macht schief gewachsene Zähne gerade.
6. Sie ist das untere Ende des Zahns, die den Zahn im Kiefer hält.
7. Das drückt man auf die Zahnbürste.
8. So nennt man einen lockeren Zahn.
9. Damit putzt man die Zähne.
10. Das ist ein anderes Wort für Plaque.
11. Das ist der äußere, harte Mantel des Zahnes.
12. So nennt man den Zahn zwischen Schneidezahn und Backenzahn.
13. So nennt man alle Zähne zusammen.
14. Das kann man durch kranke Zähne bekommen.

„...er hat überhaupt nicht gebohrt!"

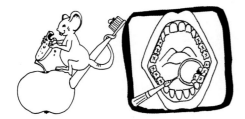

Angebot 8 (Rätselgitter)

Zahnwörter – Rätsel (2)

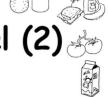

Lösungswort: _____

„...er hat überhaupt nicht gebohrt!"

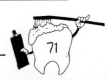

Angebot 9

Im Mittelalter

 So geht es: Lies den Infotext und beantworte die Fragen.

Im Mittelalter gab es in Europa noch keine Zahnärzte.
Bekam jemand Zahnschmerzen, weil er faule oder kranke Zähne hatte, ging er zum Bader. Der Bader schnitt den Menschen die Haare und den Bart. Außerdem versorgte er kleine Wunden und riss Zähne aus.
Meistens führte der Bader sein Handwerk auf dem Wochenmarkt aus.

Häufig wanderte er von Markt zu Markt und zog so durch das Land. Ein kranker Zahn musste ausgezogen werden, anders konnte man dem Patienten nicht helfen. Löcherausbohren und -auffüllen wurde erst viel später in Europa bekannt.

Für das Zähneziehen gab es keine Betäubung. Der Patient musste die Schmerzen aushalten.
Trotzdem war er nachher froh, wenn er mit dem Zahn auch die Zahnschmerzen los war.

1. Wer behandelte im Mittelalter kranke Zähne?

   _____

2. Wie wurden kranke Zähne behandelt?

   _____

   _____

3. Wo fanden die Leute den Bader?

   _____

4. Wie wurden die Patienten betäubt?

   _____

   _____

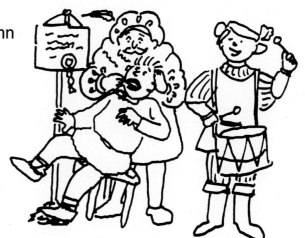

„...er hat überhaupt **nicht gebohrt!**"

Zahnmandala

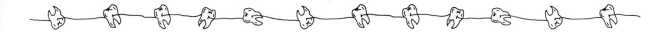

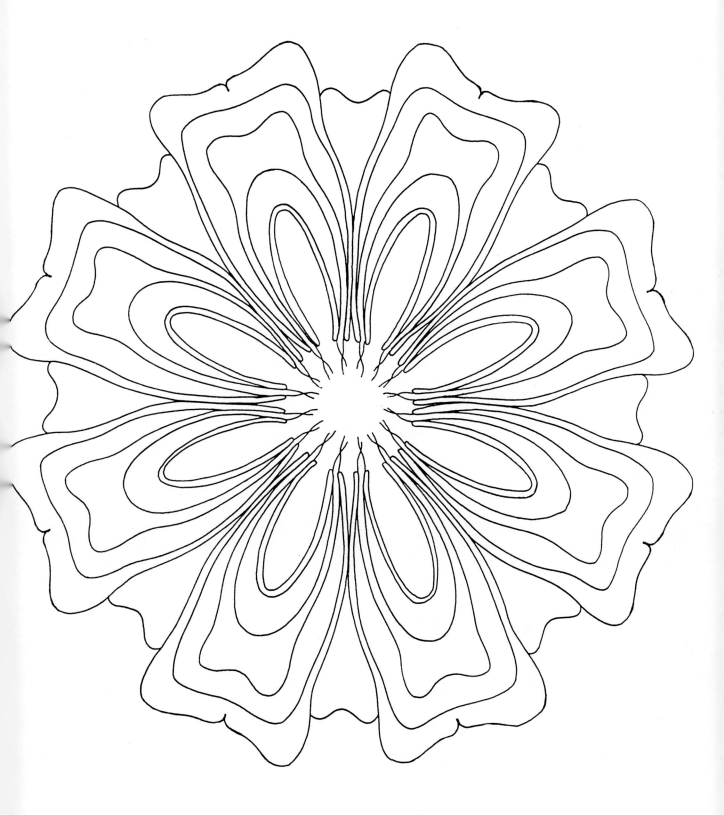

Zahnmandala

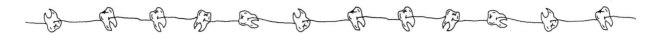

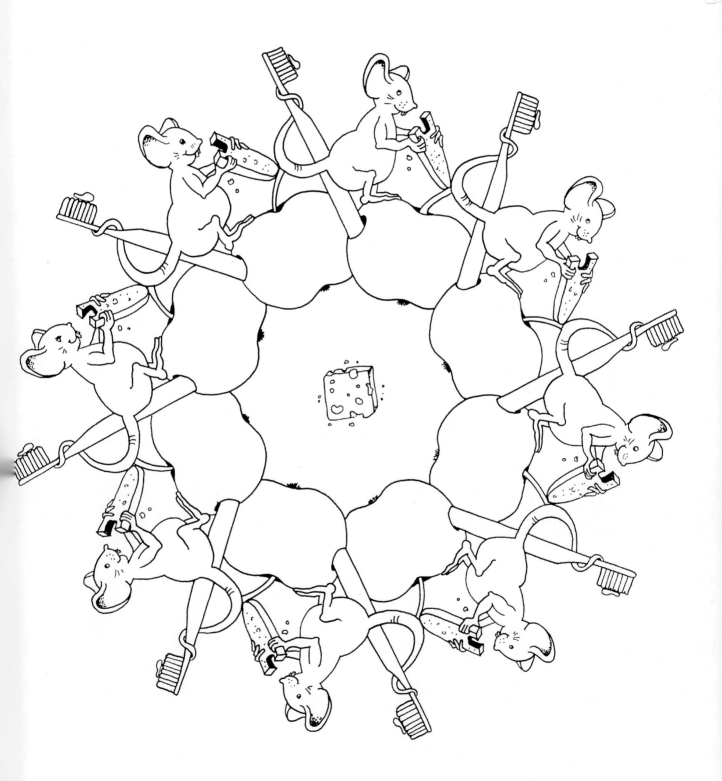

Literaturhinweise

Kinderliteratur rund um den Zahn

Borghard, Marianne:
Keine Angst vor dem Zahnarzt. 1998.
mit zahlr. Illustr. Xenos Verlag.
ISBN 3-8212-1906-8
Das informative Pop-Up-Buch zeigt, was in einer Zahnarztpraxis geschieht und was man über seine Zähne wissen muss. Es hilft, den Zahnarztbesuch positiv zu erleben.

Fährmann, Willi:
Der Wackelzahn muss weg! (Edition Bücherbär; Erstes Lesen). Neuaufl. 1997. 48 S. m. zahlr. farb. Illustr. Ab 6 J. Arena Verlag.
ISBN 3-401-07419-9
Der sechsjährige Martin versucht mit vielerlei Tricks, seinen ersten Wackelzahn loszuwerden. Nachdem auch die Tipps seiner Freunde fehlschlagen, erweist sich der „gefürchtete" Zahnarztbesuch als schmerzlose, beste Lösung des Problems.

Gerold, Ulrike; Hänel, Wolfgang; Fienieg, Annette: **Beim Zahnarzt.** Aus der Reihe: „Das will ich wissen". Sachgeschichten für Erstleser. 1998. 48 S. Arena Verlag.
ISBN 3-401-04777-9
In kurzen Sachgeschichten zum Vorlesen oder Selbstlesen werden verschiedene Aspekte des Themas „Zähne" kindgerecht beleuchtet: Praxisräumlichkeiten und Abläufe beim Zahnarztbesuch.

Koenig, Christina: **Wackelzahn-Pia.**
(Leseballons.) 1995. 60 S. mit zahlr. farb. Abb. Altberliner Verlag. ISBN 3-357-00668-5
Ein lückenloses Gebiss wie ein Haifisch wünscht sich Pia und niemals eine Zahnlücke. Als aber alle Freunde mit ihren Wackelzähnen prahlen, ändert sich ihre Einstellung. Pia bereitet zu ihrem Geburtstag eine lustige Wackelzahn-Party vor.

Mellentin, Kath; Thatcher, Fran; Wood, Tim:
Mein Milchzahnbuch. 1997. mit zahlr. bunten Bildern. Ab 5 J. Coppenrath Verlag.
ISBN 3-8157-1505-9
Das Milchzahnbuch ist ein Traum- und Märchenbuch. Vor langer Zeit verstummt plötzlich das Lachen der Kinder auf der Erde. Ein Feenmädchen erkennt das Problem: Durch zu viele Süßigkeiten haben die Kinder Zahnschmerzen bekommen. Der Zauberer kann den Kindern helfen.

Preußler, Otfried: **Die Zenzi mit dem Wackelzahn.** (dtv Junior, Lesebär) 1995. Mit zahlr. Zeichn. Ab 6 J. dtv Taschenbücher.
ISBN 3-423-75039
Zenzis rechter oberer Schneidezahn ist ein besonderes verflixter Wackelzahn. Immer, wenn sie daran wackelt, müssen alle „Wackelzahn" sagen: der Papa, der Schulrat, ja sogar der Nachrichtensprecher im Fernsehen. Wo soll das nur enden?

Radnütz, Iwona; Röhner, Thomas:
Das Wackelzahnbuch. 1999. 32 S. mit zahlr. bunten u. beweglichen Bildern, einer Ausklappseite m. Spiegel und einer Milchzahndose. Ab 5 J.. Coppenrath Verlag. ISBN 3-8157-1587-3
Ein Volltreffer unter den Zahnbüchern: das Buch beantwortet anschaulich und kindgerecht Fragen rund um den Zahn und den Zahnwechsel. Ein Wackelzahn-Kalender, eine Wackelzahn-Fotogalerie und ein Wackelzahn-Spiegel ergänzen das Angebot an Dreh-, Zieh- und Klappelemente zu jedem Themenkomplex.

Zilli Zunder und die Zahnzwerge. Erhältlich bei: Landesarbeitsgemeinschaft Jugendzahnpflege in Hessen. Aarstr. 1/Dürerplatz, 65195 Wiesbaden, gegen einen mit 3,00 DM frankierten u. adressierten DIN-A4-Rückumschlag.
Zilli Zunder wird in das Reich der Zahnzwerge geführt. Dort unterstützt sie die Arbeit der emsigen Zahnputzhelfer und teilt ihre Abneigung gegen zahnschädigende Einflüsse. Nach ihrer Rückkehr in die reale Welt verschafft sie ihren Zahnzwergen ein großes Zahnputzvergnügen.

Musikkassette
„Zilli Zunder und ihre Zahnzwerge".
Ein Hörspiel für Kinder nach der gleichnamigen Geschichte ist zu beziehen bei: Werbstatt Meyer, Postfach 104231, 45042 Essen, Tel.: 0201/245370

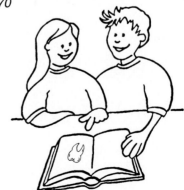

Werkstatt-Unterricht

Was ist Werkstatt-Unterricht?

Anders Weber

Werkstatt-Unterricht als Methode, den SchülerInnen die Kontrolle über Lerngegenstand und -tempo zu geben, gewinnt immer mehr Anhänger – eine Methode, die das Unterrichtsgeschehen für alle daran Beteiligten wesentlich entlastet, wenn man weiß, wie's geht. Diese Broschüre erklärt step by step und sehr anschaulich: Was ist eine Werkstatt, und wo liegen ihre Stärken und Schwächen? Punkt für Punkt erobern Sie sich die Bausteine einer Werkstatt. Das fängt bei der Einrichtung der Klasse an und geht über die Rolle der Lehrperson bis zu direkt einsetzbaren Kontrollbögen und Wochenarbeitsplänen. „Was ist Werkstatt-Unterricht" ist weit mehr als ein Appetitanreger. Es ist schon ein echtes Handbuch für alle, die Werkstatt-Unterricht endlich selber ausprobieren wollen und sich bis jetzt noch nicht getraut haben.

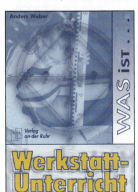

68 S., A5, Pb.
ISBN 3-86072-377-4
Best.-Nr. 2377
11,80 DM/sFr/86,- öS

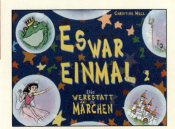

Es war einmal ...
Die Werkstatt zu Märchen
Christine Mell
Ab Kl. 3, 58 S., A4, Papph.
ISBN 3-86072-471-1
Best.-Nr. 2471
31,20 DM/sFr/228,- öS

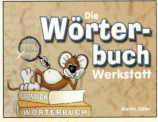

Die Wörterbuch-Werkstatt
Martin Zeller
Ab Kl. 2, 49 S., A4, Papph.
ISBN 3-86072-493-2
Best.-Nr. 2493
33,20 DM/sFr/242,- öS

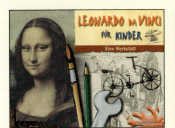

Leonardo da Vinci für Kinder
Eine Werkstatt   **Neu!**
Barbara Schubert
Ab Kl. 3, 62 S., A4, Papph.
ISBN 3-86072-603-X
Best.-Nr. 2603
36,- DM/sFr/263,- öS
(erscheint 1. Quartal 2001)

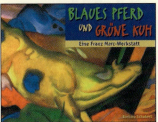

Blaues Pferd und grüne Kuh
Eine Franz Marc-Werkstatt
Barbara Schubert
Ab Kl. 1, 48 S., A4, Papph.
ISBN 3-86072-484-3
Best.-Nr. 2484
31,20 DM/sFr/228,- öS

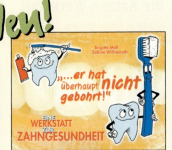

Neu!

„... er hat überhaupt nicht gebohrt!"
Eine Werkstatt zur Zahngesundheit
Sabine Willmeroth, Brigitte Moll
Ab Kl. 2, 75 S., A4, Papph.
ISBN 3-86072-561-0
Best.-Nr. 2561
38,- DM/sFr/277,- öS

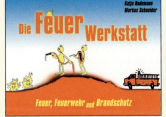

Die Feuer-Werkstatt
Feuer, Feuerwehr und Brandschutz
Katja Rodemann, Markus Schneider
Ab Kl. 1, 70 S., A4, Papph.
ISBN 3-86072-474-6
Best.-Nr. 2474
38,- DM/sFr/277,- öS

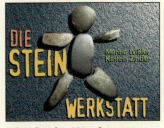

Die Stein-Werkstatt
Marina Wißler, Kathrin Zindler
Ab Kl. 3/4, 70 S., A4, Papph.
ISBN 3-86072-441-X
Best.-Nr. 2441
38,- DM/sFr/277,- öS

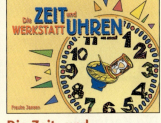

Die Zeit- und Uhren-Werkstatt
Frauke Jansen
Ab Kl. 2, 59 S., A4, Papph.
ISBN 3-86072-451-7
Best.-Nr. 2451
33,20 DM/sFr/242,-öS

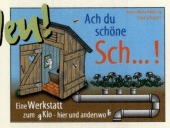

Neu!

Ach du schöne Sch...!
Eine Werkstatt zum „Klo – hier und anderswo"
Anna-Maria Möhring, Silvia Schubert
Ab Kl. 3, 50 S., A4, Papph.
ISBN 3-86072-478-9
Best.-Nr. 2478
33,20 DM/sFr/242,- öS

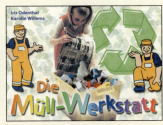

Die Müll-Werkstatt
Iris Odenthal, Karolin Willems
Ab Kl. 3, 62 S., A4, Papph.
ISBN 3-86072-563-7
Best.-Nr. 2563
35,- DM/sFr/256,- öS

Neu!

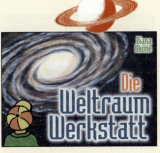

Die Weltraum-Werkstatt
Diana Blum
Kl. 2–5, 62 S., A4, Papph.
ISBN 3-86072-434-7
Best.-Nr. 2434
36,- DM/sFr/263,- öS

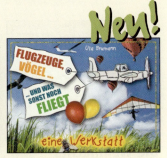

Neu!

Flugzeuge, Vögel und was sonst noch fliegt
Eine Werkstatt
Uta Brumann
Ab Kl. 3, 60 S., A4, Papph.
ISBN 3-86072-564-5
Best.-Nr. 2564
36,- DM/sFr/263,- öS
(erscheint 1. Quartal 2001)

Verlag an der Ruhr · Postfach 10 22 51 · D-45422 Mülheim an der Ruhr
Tel.: 0208/495040 · Fax: 0208/495 0495 · e-mail: info@verlagruhr.de · http://www.verlagruhr.de

www.verlagruhr.de

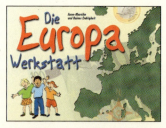

Die Europa-Werkstatt
Anne-Mareike und Rainer Endrigkeit
Ab Kl. 3, 84 S., A4, Papph.
ISBN 3-86072-473-8
Best.-Nr. 2473
38,- **DM**/sFr/277,- öS

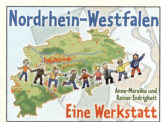

Nordrhein-Westfalen Neu!
Eine Werkstatt
Anne-Mareike und Rainer Endrigkeit
Ab Kl. 3, 70 S., A4, Papph.
ISBN 3-86072-582-3
Best.-Nr. 2582
38,- **DM**/sFr/277,- öS

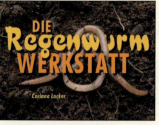

Die Regenwurm-Werkstatt
Corinna Locker
Kl. 3–4, 57 S., A4, Papph.
ISBN 3-86072-435-5
Best.-Nr. 2435
31,20 **DM**/sFr/228,- öS

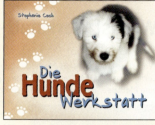

Die Hunde-Werkstatt
Stephanie Cech
Ab Kl. 2, 53 S., A4, Papph.
ISBN 3-86072-475-4
Best.-Nr. 2475
31,20 **DM**/sFr/228,- öS

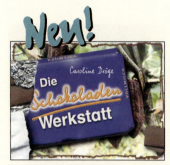

Neu!

Die Schokoladen-Werkstatt
Caroline Dröge
Ab Kl. 3, 65 S., A4, Papph.
ISBN 3-86072-558-0
Best.-Nr. 2558
36,- **DM**/sFr/263,- öS

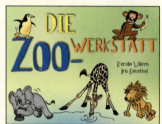

Die Zoo-Werkstatt
Iris Odenthal, Karolin Willems
Ab Kl. 3, 75 S., A4, Papph.
ISBN 3-86072-476-2
Best.-Nr. 2476
38,- **DM**/sFr/277,- öS

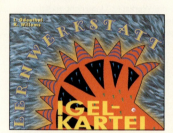

Die Igel-Kartei
Eine Lernwerkstatt
Iris Odenthal, Karolin Willems
Ab Kl. 3, 60 S., A4, Papph.
ISBN 3-86072-345-6
Best.-Nr. 2345
33,20 **DM**/sFr/242,- öS

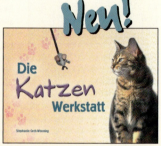

Neu!

Die Katzen-Werkstatt
Stephanie Cech-Wenning
Ab Kl. 2, 65 S., A4, Papph.
ISBN 3-86072-601-3
Best.-Nr. 2601
36,- **DM**/sFr/263,- öS
(erscheint 1. Quartal 2001)

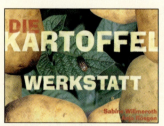

Die Kartoffel-Werkstatt
Sabine Willmeroth, Anja Rösgen
Ab Kl. 3/4, 76 S., A4, Papph.
ISBN 3-86072-382-0
Best.-Nr. 2382
38,- **DM**/sFr/277,- öS

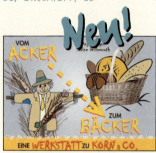

Neu!

Vom Acker zum Bäcker
Eine Werkstatt zu Korn und Co.
Sabine Willmeroth, Anja Rösgen
Ab Kl. 2, 60 S., A4, Papph.
ISBN 3-86072-560-2
Best.-Nr. 2560
38,- **DM**/sFr/277,- öS

Die Herbst-Werkstatt
Sabine Willmeroth, Anja Rösgen
Ab Kl. 2, 76 S., A4, Papph.
ISBN 3-86072-439-8
Best.-Nr. 2439
38,- **DM**/sFr/277,- öS

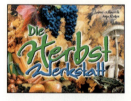

Die Winter-Werkstatt
Sabine Willmeroth, Anja Rösgen
Ab Kl. 2, 74 S., A4, Papph.
ISBN 3-86072-440-1
Best.-Nr. 2440
38,- **DM**/sFr/277,- öS

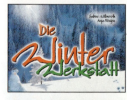

Die Frühlings-Werkstatt
Sabine Willmeroth, Anja Rösgen
Ab Kl. 2, 75 S., A4, Papph.
ISBN 3-86072-399-5
Best.-Nr. 2399
38,- **DM**/sFr/277,- öS

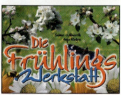

Die Sommer-Werkstatt
Sabine Willmeroth, Anja Rösgen
Ab Kl. 2, 75 S., A4, Papph.
ISBN 3-86072-472-X
Best.-Nr. 2472
38,- **DM**/sFr/277,- öS

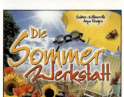

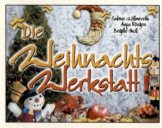

Die Weihnachts-Werkstatt
Sabine Willmeroth, Anja Rösgen, Brigitte Moll
Ab Kl. 2, 62 S., A4, Papph.
ISBN 3-86072-469-X
Best.-Nr. 2469
38,- **DM**/sFr/277,- öS

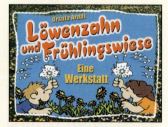

Löwenzahn und Frühlingswiese – Eine Werkstatt
Ursula Arndt
Ab Kl. 2, 72 S., A4, Papph.
ISBN 3-86072-477-0
Best.-Nr. 2477
38,- **DM**/sFr/277,- öS

Verlag an der Ruhr · Postfach 10 22 51 · D–45422 Mülheim an der Ruhr
Tel.: 02 08/49 50 40 · Fax: 02 08/49 50 495 · e-mail: info@verlagruhr.de · http://www.verlagruhr.de

CHECKY ... Die Lernkontrollhilfe

○ So geht's

Mit dieser Lernhilfe können Kinder nur gewinnen!

... ist anders als andere Lernkontrollhilfen:

Vorgegebene Lösungen sind nicht nur über starre Symbolzuordnungen kontrollierbar. Checky ermöglicht die Eingabe ganzer (kurzer) Lösungswörter bzw. sinnvoller und konkreter Kontrollangebote. Die Kontrollscheibe besteht aus einem Teil. Nichts muss zusammengesetzt werden, nichts kann verloren gehen, nichts muss nachgekauft werden.

Das ist Checky.
Er begleitet die Kinder durch die Themenhefte, gibt Tipps, Hilfen und Anregungen.

... macht es den Kindern leicht:

Eine Aufgabe aus dem Arbeitsheft bearbeiten und sich gleich mit der Checky-Kontrollscheibe die Richtigkeit bestätigen lassen. Jede Lösung kann sofort kontrolliert werden, ohne den Zwang einer vorgegebenen Reihenfolge.
Die Checky-Arbeitshefte fördern freies Arbeiten: Checky-Übungshefte zum Festigen und Wiederholen und Checky-Themenhefte für fächerübergreifendes Erarbeiten und Üben. Checky lädt die Kinder zum Arbeiten ein, gibt ihnen Tipps, Anregungen und Lösungshilfen.

- *Sofortige Lösungskontrolle einzelner Aufgaben*
- *Einfache Handhabung*
- *Keine losen Teile*
- *Preiswert!*

③ Lösung finden und Buchstabencode wählen

Checky stellt immer mehrere Lösungsmöglichkeiten zur Auswahl bereit. Aber nur eine ist richtig. Nachdem man sich für die richtige Lösung entschieden hat, wird der dazugehörige Buchstabencode gewählt.

Beispiel: + **PG** – **MG**.
In diesem Falle also **MG**.

① Aufgabenstellung lesen

Zu Beginn ist es wichtig, sich die Aufgabe genau durchzulesen. Hier erklärt Checky, worum es geht und was gemacht werden muss.

Beispiel:
Welches Rechenzeichen fehlt?

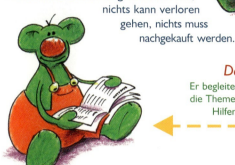

② Nummer der Aufgabe wählen und Aufgabe durchlesen

*Man kann die Aufgaben in beliebiger Reihenfolge bearbeiten. Deswegen muss man Checky zuerst sagen, mit welcher Aufgabennummer man beginnen möchte. Ist es zum Beispiel die Aufgabe **9**, so wählt man zunächst die Ziffer **9** auf der Checky-Wählscheibe und liest sich die entsprechende Aufgabe durch.*

Beispiel: ⑨ 14 ? 3 = 11

④ Kontrolle

*Ob die Aufgabe richtig gelöst wurde, sieht man Checky sofort an. Wurde richtig gelöst, erscheint nach der Eingabe des kompletten Codes der lustige Checky in der Mitte der Wählscheibe.
Ist Checky nicht vollständig – fehlen Teile seiner Ohren und Nase oder sind dort nur weiße Flächen – dann war die Antwort leider falsch.*

falsch

richtig

CHECKY ... Die Lernkontrollhilfe für Klasse 1 – 4

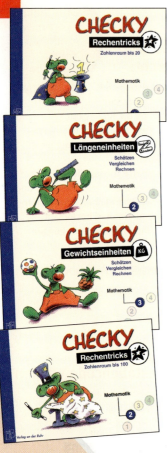

CHECKY Übungshefte
Mathematik

Die Übungshefte enthalten im Gegensatz zu den Themenheften ausschließlich Aufgaben für Mathematik bzw. Sprache.

pro Band 9,80 DM/sFr/72,- öS

Rechentricks
Zahlenraum bis 20
1. Schuljahr
ISBN 3-86072-504-1
Best.-Nr. 2504
Best.-Nr. 250400 (Paketpreis)

Rechentricks
Zahlenraum bis 100
2. Schuljahr
ISBN 3-86072-514-9
Best.-Nr. 2514
Best.-Nr. 251400 (Paketpreis)

Längeneinheiten
Schätzen, Vergleichen, Rechnen
2. Schuljahr
ISBN 3-86072-505-X
Best.-Nr. 2505
Best.-Nr. 250500 (Paketpreis)

Gewichtseinheiten
Schätzen, Vergleichen, Rechnen
3./4. Schuljahr
ISBN 3-86072-506-8
Best.-Nr. 2506
Best.-Nr. 250600 (Paketpreis)

CHECKY Übungshefte
Sprache

Zum Wiederholen und Festigen, zum Differenzieren, für die Freiarbeitsecke, für Regenpausen, zum Lernen zu Hause ...

pro Band 9,80 DM/sFr/72,- öS

Anlaute
Erkennen und Zuordnen
1. Schuljahr
ISBN 3-86072-501-7
Best.-Nr. 2501
Best.-Nr. 250100 (Paketpreis)

Wortarten unterscheiden
Verben
2. Schuljahr
ISBN 3-86072-515-7
Best.-Nr. 2515
Best.-Nr. 251500 (Paketpreis)

Wortarten unterscheiden
Artikel und Nomen
2. Schuljahr
ISBN 3-86072-502-5
Best.-Nr. 2502
Best.-Nr. 250200 (Paketpreis)

Lesen üben
Herbst-Geschichten
4. Schuljahr
ISBN 3-86072-503-3
Best.-Nr. 2503
Best.-Nr. 250300 (Paketpreis)

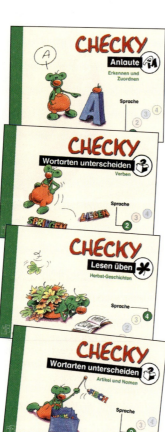

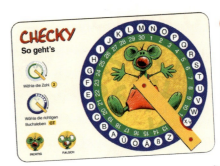

Checky Kontrollscheibe

Aus stabilem Hartkarton (1200 g/m²), A5, vierfarbig bedruckt, mit wasserfester Folie laminiert
ISBN 3-86072-500-9
Best.-Nr. 2500
8,80 DM/sFr/64,- öS

CHECKY Paketpreis

Heft + Kontrollscheibe nur 16,- DM

CHECKY Themenhefte
fächerübergreifend

Für ein fächerübergreifendes Erarbeiten und Üben, für den Einsatz in offenen Unterrichtsformen: Wochenplan, Freiarbeit, Lernen an Stationen, Lernwerkstätten, Projekten ...

pro Band 9,80 DM/sFr/72,- öS

Zeit und Uhren
2. Schuljahr
ISBN 3-86072-516-5
Best.-Nr. 2516
Best.-Nr. 251600 (Paketpreis)

Unsere Haustiere
Die Katze
2. Schuljahr
ISBN 3-86072-507-6
Best.-Nr. 2507
Best.-Nr. 250700 (Paketpreis)

Gesunde Ernährung
2. Schuljahr
ISBN 3-86072-508-4
Best.-Nr. 2508
Best.-Nr. 250800 (Paketpreis)

Sexualerziehung
Zeugung, Schwangerschaft, Geburt
3. Schuljahr
ISBN 3-86072-509-2
Best.-Nr. 2509
Best.-Nr. 250900 (Paketpreis)

Der Jahreskreis
Kalender und Jahreszeiten
3. Schuljahr
ISBN 3-86072-517-3
Best.-Nr. 2517
Best.-Nr. 251700 (Paketpreis)

Wärme
Eine Energie
3. Schuljahr
ISBN 3-86072-510-6
Best.-Nr. 2510
Best.-Nr. 251000 (Paketpreis)

Verkehrserziehung
Die Fahrradprüfung
4. Schuljahr
ISBN 3-86072-511-4
Best.-Nr. 2511
Best.-Nr. 251100 (Paketpreis)

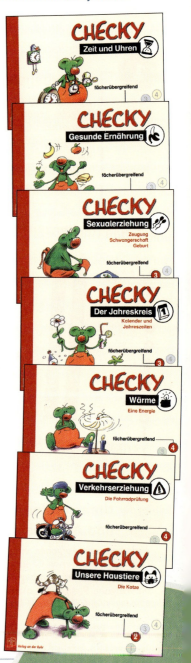